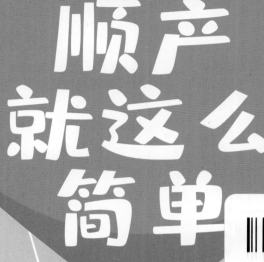

顺产就这么简单

王 琪 编著

U0242135

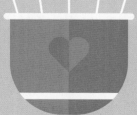

中国轻工业出版社

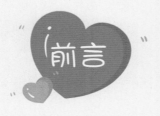

前言

十月怀胎，一朝分娩，选择哪种方式分娩是孕妈妈在孕期就需要考虑的问题。

顺产还是剖宫产？

有没有减轻产痛的方法？

要不要使用无痛分娩？

无痛分娩对宝宝有伤害吗？

导乐分娩是什么？

…………

这些问题，都是准爸爸和孕妈妈关心的。

自然分娩于产妇来说，对身体伤害比较小、产后身体恢复快，并且在分娩过程中，新生儿受到产道的挤压，可以减少新生儿肺炎和窒息的发生，有助于新生儿迅速地建立正常呼吸。可以说，自然分娩对于孕妈妈和新生儿都是非常好的选择。

影响自然分娩的 4 个因素——产力、产道、胎宝宝的体重、孕妈妈的意愿。从孕期刚开始时，孕妈妈就可以为自然分娩做准备了。

在孕期保持健康的饮食习惯和适量的运动，可以防止胎宝宝长成巨大胎儿，使宝宝在分娩时更容易通过产道。

能否进行自然分娩，孕妈妈的意愿也是重要的因素，我们经常看到很多没有明显剖宫产指征的孕妈妈毫不犹豫地选择剖宫产。这就需要孕妈妈提高自己的信心，只有当自己有坚定自然分娩的意愿时，才能积极配合医生给出的综合、全面的生产方案。

本书逐月讲述了孕妈妈和准爸爸在孕期每个阶段可以为自然分娩做出的努力。针对孕期需要注意的问题、孕期怎么吃以及对如何减轻产痛等给出了有效的建议，并且每个月都有相应的助产操和控制体重的办法，相信会给孕妈妈们提供一些帮助。

从怀孕到分娩是一个艰辛的过程，离不开准爸爸和孕妈妈满满的爱与共同的努力，为爱自然分娩吧！

目录

第一章
孕1月 宝贝悄悄来

孕妈妈：生理变化不易觉察 …………… 14

准爸爸必修课 …………………………… 14

胎宝宝可爱的模样 ……………………… 15

为顺产做的准备 ………………………… 16

    提前规划，迎接"好孕" …………………16

    孕前检查，为自然分娩"排雷" …………16

    叶酸补起来 …………………………………17

    药箱收起来 …………………………………17

为自然分娩热身 ………………………… 18

    肩胛骨与脊椎运动 ………………………18

分娩课堂 ………………………………… 20

    注意经期保暖 ……………………………20

    算算预产期是哪天 ………………………20

    避免过度劳累 ……………………………20

    戒除不必要的担心 ………………………21

    发展一两个兴趣爱好 ……………………21

营养均衡食谱推荐 ……………………… 22

    菠菜鸡蛋汤 ………………………………22

    香菇油菜 …………………………………22

    糖醋排骨 …………………………………23

    莴笋炒肉 …………………………………23

    南瓜羹 ……………………………………24

    白斩鸡 ……………………………………24

    虾仁炒蛋 …………………………………25

    番茄炒菜花 ………………………………25

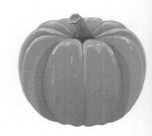

第二章
孕2月 胎宝宝"安营扎寨"了

孕妈妈：孕吐一般不影响胎宝宝 …… 28

准爸爸必修课 …………………………… 28

胎宝宝可爱的模样 ……………………… 29

为顺产做的准备 ………………………… 30

    孕期体重增长多少合适 …………………30

    理想的体重增长节奏 ……………………30

    缓解孕吐，保证能量供给 ………………31

    孕早期每天吃多少 ………………………31

为自然分娩热身 ………………………… 32

    伸展脊椎和扭转腰部 ……………………32

分娩课堂 ………………………………… 34

    预防便秘，为顺产开路 …………………34

    妇科病早治疗也可顺产 …………………34

    先兆流产的应对措施 ……………………34

    小心宫外孕 ………………………………35

    做理智的孕妈妈 …………………………35

营养均衡食谱推荐·······36
　　豌豆鳕鱼块 ·······36
　　番茄鱼片 ·······36
　　荷塘小炒 ·······37
　　芹菜胡萝卜汁 ·······37

水果沙拉·······38
山药炒木耳·······38
清炒生菜·······39
板栗黄焖鸡·······39

第三章
孕3月 宝贝快快长

孕妈妈：要进行产检了 ·······42

准爸爸必修课 ·······42

胎宝宝可爱的模样 ·······43

为顺产做的准备 ·······44
　　孕期必须知道的一组数据 ·······44
　　孕期可以化妆吗 ·······44
　　避免高热的环境 ·······45
　　孕期吃酸有讲究 ·······45

为自然分娩热身 ·······46
　　简单好做的上肢运动 ·······46

分娩课堂 ·······48
　　定期产检，拿到顺产的通行证 ·······48

孕期几项关键的产检 ·······48
需要增加的检查 ·······49
积极地面对产检及结果 ·······49

营养均衡食谱推荐·······50
胡萝卜牛肉·······50
蒜蓉西蓝花·······50
丝瓜虾仁·······51
里脊炒芦笋·······51
猕猴桃芒果酸奶·······52
番茄牛肉·······52
菠菜炒鸡蛋·······53
秋葵炒木耳·······53

第四章
孕4月 更像个漂亮的娃娃了

孕妈妈：慢慢"显怀" ·······56

准爸爸必修课 ·······56

胎宝宝可爱的模样 ·······57

为顺产做的准备 ·······58
　　保证充足的睡眠 ·······58
　　补充水分有讲究 ·······58
　　孕期性生活讲究多 ·······59
　　保护腰背 ·······59

为自然分娩热身·······60
腰部及背部训练操·······60

分娩课堂·······62
多重的宝宝最好生·······62
多大的宝宝最健康·······62
出去散会步吧·······62
正确解读一人吃两人补·······63
多元化的饮食·······63

营养均衡食谱推荐·······64

麻酱菠菜·······64

丝瓜鸡蛋汤·······64

香煎带鱼·······65

黑米饭·······65

杂蔬鸡蛋饼·······66

鱼香肉丝·······66

土豆焖鸭·······67

草莓柚子酸奶·······67

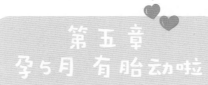

第五章
孕5月 有胎动啦

孕妈妈："孕味"十足·······70

准爸爸必修课·······70

胎宝宝可爱的模样·······71

为顺产做的准备·······72

孕中期需要吃多少合适·······72

原有的运动习惯可以继续了·······73

我们去远行吧·······73

为自然分娩热身·······74

肩颈和小臂拉伸·······74

分娩课堂·······76

胎盘前置怎么办·······76

二胎妈妈能不能顺产·······76

怀双胞胎可以顺产吗·······76

有子宫肌瘤不一定要剖宫产·······77

试管婴儿可以顺产吗·······77

营养均衡食谱推荐·······78

三色补血汤·······78

洋葱炒牛肉·······78

陈皮冬瓜老鸭汤·······79

芹菜炒杏鲍菇·······79

小米南瓜饭·······80

大虾炖豆腐·······80

红烧鲤鱼·······81

香煎鳕鱼·······81

第六章
孕6月 听觉敏感期

孕妈妈：腹部变圆了·······84

准爸爸必修课·······84

胎宝宝可爱的模样·······85

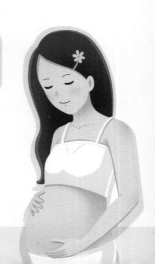

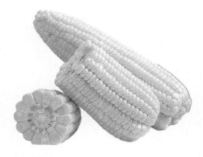

为顺产做的准备 ·····86
　　无须额外进补 ·····86
　　警惕"隐形的酒" ·····86
　　忌生食或吃未熟透的食物 ·····87
　　吃甜食过多,当心妊娠阴道炎 ·····87
为自然分娩热身 ·····88
　　背部及坐立关节运动 ·····88
分娩课堂 ·····90
　　自然分娩对妈妈的好处 ·····90
　　自然分娩对宝宝的好处 ·····90
　　大龄产妇能否顺产 ·····90
　　身材瘦小能否顺产 ·····91
　　自然分娩的因素 ·····91

营养均衡食谱推荐 ·····92
　　松仁玉米粒 ·····92
　　奶酪蛋汤 ·····92
　　海带猪蹄汤 ·····93
　　清炒荷兰豆 ·····93
　　鸡肝粥 ·····94
　　香菇芋头饭 ·····94
　　鲜香西葫芦 ·····95
　　芦笋炒肉 ·····95

第七章
孕7月 胎宝宝会打嗝了

孕妈妈:甜蜜的烦恼 ·····98
准爸爸必修课 ·····98
胎宝宝可爱的模样 ·····99
为顺产做的准备 ·····100
　　保持良好生活作息 ·····100
　　预防妊娠糖尿病 ·····100
　　缓解水肿可以这么做 ·····101
　　乳房的护理 ·····101
为自然分娩热身 ·····102
　　坐骨及盆底肌运动 ·····102
分娩课堂 ·····104
　　准备充分,就能不怕痛 ·····104

不紧张,拉玛泽呼吸法 ·····104
轻松饮食,预防妊娠并发症 ·····104
正确认识疼痛 ·····105
你是个优秀的孕妈妈 ·····105
营养均衡食谱推荐 ·····106
　　粉蒸排骨 ·····106
　　红枣乌鸡汤 ·····106
　　烤红薯片 ·····107
　　窝窝头 ·····107
　　海带豆腐汤 ·····108
　　木须肉 ·····108
　　韭菜炒豆芽 ·····109
　　紫薯山药糕 ·····109

第八章
孕8月 胎宝宝更圆润了

孕妈妈：挺起肚子来……112

准爸爸必修课……112

胎宝宝可爱的模样……113

为顺产做的准备……114
无痛分娩好处多……114
无痛分娩针会对胎宝宝不利吗……114
呼吸镇痛法……115
助产操的练习……115

为自然分娩热身……116
胸膝卧位，帮助正胎位……116
跪姿侧转身体……117

分娩课堂……118
骨盆：胎宝宝娩出的必经通道……118

长期窝在沙发里的危害……118
错误地抚摸肚子影响胎宝宝……118
胎位不正怎么办……119
胎位不正如何纠正……119

营养均衡食谱推荐……120
洋葱炒鸡蛋……120
山药蛋黄羹……120
冬瓜丸子汤……121
鲜虾粥……121
鸡丝粥……122
苦瓜炖牛腩……122
银耳莲子百合汤……123
茭白炒肉……123

第九章
孕9月 胎宝宝头部入盆了

孕妈妈：迎接宝宝的到来……126

准爸爸必修课……126

胎宝宝可爱的模样……127

为顺产做的准备……128
不跟风，理性面对各种待产物品……128
"筑巢反应"……128
不要一次性囤太多……129
平稳心态，预防早产……129

为自然分娩热身……130
腰椎力量的练习……130

分娩课堂……132
羊水：爱的包围……132
羊水破了如何处理……132
羊水不足怎么办……132
凯格尔运动……133
练习凯格尔运动要注意什么……133

营养均衡食谱推荐……134
腰果西蓝花……134
黑芝麻拌莴笋……134
鸭腿汤……135
罗宋汤……135

冬瓜虾仁汤·····················136

芦笋炒虾仁·····················136

木耳拌黄瓜·····················137

黑豆浆·························137

第十章
孕10月 胎宝宝足月了

孕妈妈：迎接宝宝的降临··········140

准爸爸必修课··················140

胎宝宝可爱的模样···············141

为顺产做的准备·················142

  临产征兆：规律性的宫缩········142

  临产征兆：见红···············142

  临产征兆：腹痛···············143

  临产征兆：破水···············143

为自然分娩热身·················144

  孕晚期助产操·················144

分娩课堂·····················146

  分娩的注意事项···············146

自然分娩的产程·················146

胎宝宝入盆，有早有晚···········147

双顶径超过10或可试产··········147

营养均衡食谱推荐···············148

  鲢鱼丝瓜汤···················148

  小米面发糕···················148

  木瓜鱼汤·····················149

  白萝卜蛏子汤·················149

  鸡肉炒空心菜·················150

  胡萝卜小米粥·················150

  香菇鸡肉面···················151

  杂粮粥·······················151

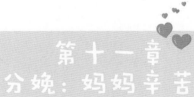
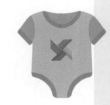

第十一章
分娩：妈妈辛苦了

这些临产征兆需注意············154

  胃口突然大好·················154

  胎动减少·····················154

  尿频·························154

  分泌物增多···················154

待产包清单···················155

  孕妈妈待产用品···············155

宝宝用品·····················155

入院证件·····················155

自然分娩的过程·················156

  第一产程：宫口扩张············156

  第二产程：胎宝宝娩出··········159

  第三产程：胎盘娩出············159

分娩时应注意哪些事 ⋯⋯⋯⋯⋯160
　　放松心态 ⋯⋯⋯⋯⋯160
　　陪产人的选择 ⋯⋯⋯⋯⋯160
　　配合医生 ⋯⋯⋯⋯⋯160

拉玛泽呼吸法 ⋯⋯⋯⋯⋯161

可能会遇到的常见情况 ⋯⋯⋯⋯⋯162
　　异性大夫 ⋯⋯⋯⋯⋯162
　　分娩时呕吐或排便 ⋯⋯⋯⋯⋯162
　　侧切或撕裂 ⋯⋯⋯⋯⋯163

无痛分娩 ⋯⋯⋯⋯⋯164
　　无痛分娩的现状 ⋯⋯⋯⋯⋯164
　　无痛分娩的优势 ⋯⋯⋯⋯⋯164
　　哪些人不适合打无痛分娩针 ⋯⋯165
　　无痛分娩也会痛 ⋯⋯⋯⋯⋯165
　　无痛分娩对宝宝有影响吗 ⋯⋯⋯165
　　打无痛分娩针保持多久 ⋯⋯⋯⋯166
　　腰痛？无痛分娩不背这个"锅" ⋯166
　　无痛分娩会影响产程吗 ⋯⋯⋯⋯166
　　有风险？这样规避 ⋯⋯⋯⋯⋯167
　　理性看待无痛分娩 ⋯⋯⋯⋯⋯167

分娩时的特殊情况 ⋯⋯⋯⋯⋯168
　　顺转剖 ⋯⋯⋯⋯⋯168
　　胎盘早剥 ⋯⋯⋯⋯⋯168
　　脐带脱垂 ⋯⋯⋯⋯⋯168
　　胎宝宝窘迫 ⋯⋯⋯⋯⋯168
　　子痫 ⋯⋯⋯⋯⋯168
　　产中及产后大出血 ⋯⋯⋯⋯⋯169
　　麻醉意外 ⋯⋯⋯⋯⋯169
　　急产 ⋯⋯⋯⋯⋯169

其他无痛分娩的方式 ⋯⋯⋯⋯⋯170
　　导乐分娩 ⋯⋯⋯⋯⋯170
　　催眠分娩 ⋯⋯⋯⋯⋯170
　　水中分娩 ⋯⋯⋯⋯⋯170

分娩时准爸爸的作用 ⋯⋯⋯⋯⋯171
　　整理陪产用品 ⋯⋯⋯⋯⋯171
　　为妻子按摩，缓解产痛 ⋯⋯⋯⋯171
　　选择合理的分娩方式 ⋯⋯⋯⋯⋯171
　　冷静陪产，安心待产 ⋯⋯⋯⋯⋯171

第十二章
分娩成功，新的开始

顺产后的 24 小时：新妈妈护理 ⋯⋯174
　　饮食有禁忌，补铁需注意 ⋯⋯⋯174
　　多喝水，多排尿 ⋯⋯⋯⋯⋯174
　　月子期可以洗头 ⋯⋯⋯⋯⋯174
　　早接触，早吸吮 ⋯⋯⋯⋯⋯175
　　早下床，多休息 ⋯⋯⋯⋯⋯175
　　新爸爸需要这么做 ⋯⋯⋯⋯⋯175

剖宫产后的 24 小时：新妈妈护理 ⋯176
　　术后 6 小时之内禁食 ⋯⋯⋯⋯176
　　半卧位 ⋯⋯⋯⋯⋯176
　　2 小时后可进行母乳喂养 ⋯⋯⋯176
　　注意排尿 ⋯⋯⋯⋯⋯177
　　多休息，定时查看刀口 ⋯⋯⋯⋯177
　　使用收腹带 ⋯⋯⋯⋯⋯177
　　24 小时后可下床走动 ⋯⋯⋯⋯177

新生儿的护理 ·········· 178

脐带护理 ·········178

按需喂养 ·········178

如何冲奶粉 ·········178

及时接种 ·········178

每天睡 16~22 小时 ·········178

如何给宝宝洗澡 ·········178

勤换纸尿裤 ·········179

抚触做起来 ·········179

不要捂太厚 ·········179

早教可以开始了 ·········179

新生儿常见的情况 ·········· 180

新生儿黄疸 ·········180

生理性黄疸 ·········180

病理性黄疸 ·········180

黄疸如何预防 ·········180

吐奶 ·········180

尿布疹 ·········181

打嗝 ·········181

湿疹 ·········181

母乳喂养 ·········· 182

珍贵的初乳 ·········182

过渡乳 ·········182

成熟乳 ·········182

晚乳 ·········182

新妈妈的喂奶姿势 ·········· 183

半躺式：最舒服的姿势 ·········183

搂抱式：最简单的姿势 ·········183

交叉摇篮式：更适合早产宝宝 ·········183

母乳不足怎么办 ·········· 184

增加宝宝的吸吮次数 ·········184

排空乳房 ·········184

哺乳妈妈补充水分 ·········184

多和宝宝亲近 ·········184

新爸爸责任大 ·········184

宝宝吐奶怎么办 ·········· 185

吐奶很常见，妈妈要宽心 ·········185

宝宝采取右侧卧位 ·········185

防吐奶小妙招 ·········185

坐月子吃什么 ·········· 186

腰果西芹炒百合 ·········186

豌豆炒虾仁 ·········186

香橙蒸蛋 ·········187

清蒸鲈鱼 ·········187

枸杞子鸭肝汤 ·········188

时蔬汤 ·········188

黄花菜炒肉 ·········189

番茄鸡蛋面 ·········189

新妈妈、新爸爸心态适应 ·········· 190

新妈妈可适当放权 ·········190

产后抑郁，别不当回事 ·········190

产后抑郁的症状 ·········190

新妈妈要多注意休息 ·········191

新妈妈和家人、朋友多交流 ·········191

夫妻关系是家庭第一位关系 ·········191

新手爸爸必备 4 大技能 ·········191

新手爸爸要做好后勤工作 ·········191

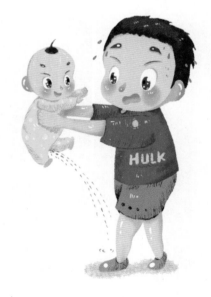

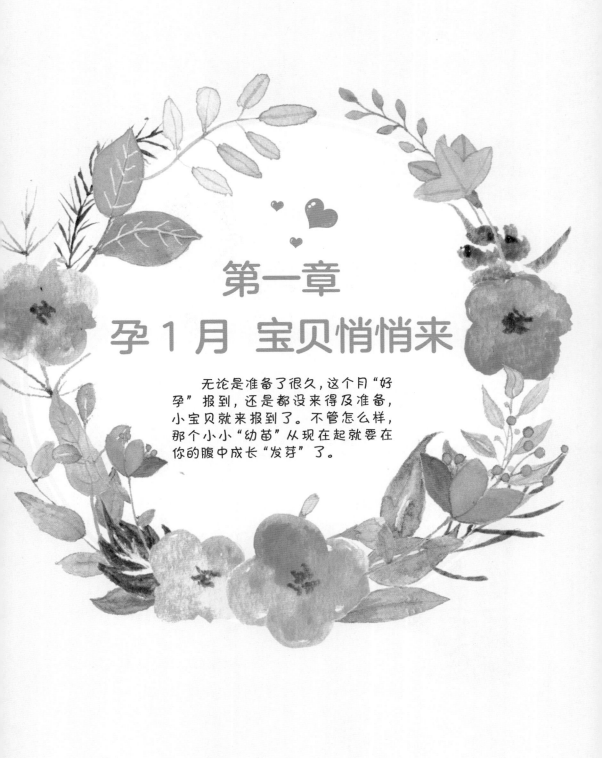

第一章

孕1月 宝贝悄悄来

无论是准备了很久，这个月"好孕"报到，还是都没来得及准备，小宝贝就来报到了。不管怎么样，那个小小"幼苗"从现在起就要在你的腹中成长"发芽"了。

孕妈妈：生理变化不易觉察

孕妈妈体形的变化虽然不大，但是胚胎发育及身体激素变化却在悄然进行。

孕1月，孕妈妈的身体经过"准备期""受精卵结合""胚泡着床"等系列变化，正式开启孕育之旅。本月，孕妈妈身体发生的变化并不明显，不仔细体会不易察觉。从备孕开始，孕妈妈就不能随意服用药物了，某些药物会对胎宝宝的发育产生不利影响。

这个月里，补充叶酸是孕妈妈需要注意的非常重要的问题。得知怀孕的消息后，身体的不适与孕育新生命的喜悦交织，一定给孕妈妈带来了很复杂的心情吧？

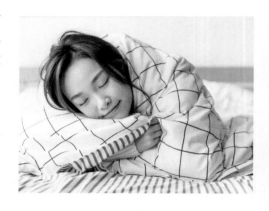

准爸爸必修课

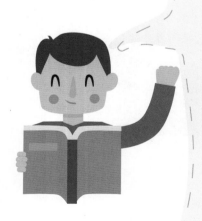

- 戒烟戒酒。烟及酒精对精子质量有十分严重的影响，严重者可能导致受孕后的胎宝宝畸形。

- 生活作息规律，不熬夜，早睡早起，使身体保持在最佳状态。

- 饮食清淡，注意肉类、蔬果、蛋类等均衡摄入，能有效提高精子质量。

- 在医生指导下备好叶酸等营养素，并提醒妻子每天按量服用。

- 算好排卵期受孕，能有效提高受孕率。

- 购买孕产相关书籍，系统地学习孕产知识。

胎宝宝可爱的模样

第1周 以卵子和精子的形式存在

本周的胎宝宝还没影儿呢，以卵子和精子的形式分别存在于夫妻双方的体内。本周末次月经结束后，备孕女性体内新的卵子逐步发育成熟，等待着孕育一个新的小生命。

第2周 精子与卵子相遇

这一周，备孕女性体内发育成熟的卵子将从卵泡中排出，正等待着那个最努力的精子冲破重重障碍，与其结合形成受精卵。至此，一个小天使宣告"诞生"。

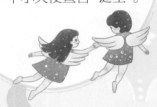

第3周 受精卵着床

受精卵经过不断分裂，形成一个球形细胞团（称为"胚泡"），游进孕妈妈的子宫腔，并与子宫内膜接触，埋在子宫内膜里，完成"着床"。

第4周 胚泡分化成胎盘和胎宝宝

胚泡已完成植入，绒毛膜形成，但这时的胚泡还没有胎宝宝的模样。未来几周，这个带着爸爸妈妈"基因密码"的胚泡将以惊人的速度分裂，逐步分化成不同的组织和器官。到本周末，胎盘逐渐形成。

为顺产做的准备

在备孕和孕早期，准爸妈们就要着手调整生活作息，并熟知怀孕的注意事项，为顺产铺路。

提前规划，迎接"好孕"

如今，人们的生活节奏比较快，晚睡或熬夜成为一种普遍的现象，长此以往，将极大地影响身体健康。

当夫妻双方计划怀孕时，两人都需要改掉熬夜的习惯，坚持早睡早起，生活节奏规律化，运动、工作、休息等进行合理安排，同时保持健康的饮食习惯，进行适量的运动，使自己的身体处于最佳状态。可以提高精子和卵子的质量。

经济计划、为人父母的心理准备、学习怀孕及分娩相关知识等工作也是需要提前进行的重要事项。

孕前检查，为自然分娩"排雷"

夫妻双方在孕前身体存在一些疾病，可能会导致胎宝宝发育异常，严重者可引发流产。孕前检查可以为自然分娩"排雷"，避免孕期危险因素。

以下列举几种常见的夫妻双方都需要特别注意的孕前疾病类型。

疾病	主要危害	可否备孕
甲状腺功能异常	影响胎宝宝智力发育、引发流产	轻者用药调理，重者需治疗后才可备孕
艾滋病、梅毒、肝炎、乙肝等传染病	可通过母体传播给胎宝宝	需要治疗后再备孕
生殖道感染或者生殖道疾病	不利于受孕	需要治疗后再备孕
弓形虫、带状疱疹等病毒	可通过母体传播给胎宝宝	需要治疗后再备孕
糖尿病	夫妻双方都有糖尿病的情况下，遗传率为5%~10%。病情严重者影响胎宝宝发育	病情控制3个月后，待肾脏、血压等各方面都稳定以后再备孕

叶酸补起来

叶酸是一种 B 族维生素，因最早从菠菜的叶子中提取，所以被称为叶酸。孕早期补充叶酸可以预防贫血，降低孕妈妈患先兆子痫的风险，还可以预防胎宝宝神经管缺陷，防止胎宝宝畸形。男性补充叶酸可以提高精子的质量。

在怀孕之前的 3 个月以及怀孕后孕早期的 3 个月，夫妻双方都要服用叶酸。备孕及孕早期，成人每天补充 400~800 微克即可，高龄妊娠或身体缺乏叶酸的孕妈妈则需要遵医嘱增加剂量。

国家免费发放的叶酸可在社区医院或妇幼医院领取，医院和药房也都有专门的叶酸补充剂售卖，按医生指定的量服用即可。日常可以多食用新鲜果蔬、瘦肉、豆类、蛋类、坚果以及谷物类，通过食物补充叶酸。

孕妈妈服用叶酸能有效预防胎宝宝的一些先天性畸形疾病

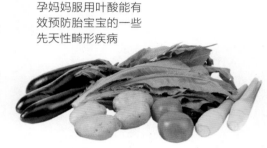

药箱收起来

很多人都在家里备有药箱，遇到头痛脑热、胃酸胃胀等问题就直接从药箱里拿药吃。但是孕妈妈对待药物就不能这么随意了，因为很多药物会对胚胎的发育产生不利影响。

尤其在怀孕初期，用药要格外谨慎。这时胚胎正处于各器官分化形成时期，极易受药物的影响，部分药物使用后可能会导致流产，或使胎宝宝发生畸形、神经系统损伤等，比如甲氨蝶呤、己烯雌酚等药物。

如果孕妈妈患有疾病必须用药，比如哮喘、抑郁症、甲状腺功能减退等，需要去医院进行检查，在医生指导下选择不良反应小的药物，安全用药。

另外还要加强孕期知识的学习，提前了解孕激素的变化会给身体带来哪些反应，防止将怀孕带来的正常身体不适而误诊为生病。

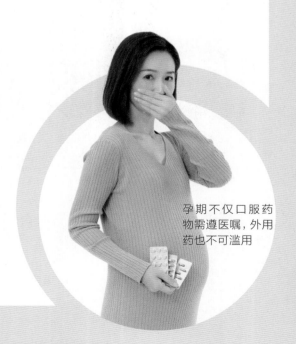

孕期不仅口服药物需遵医嘱，外用药也不可滥用

为自然分娩热身

肩胛骨与脊椎运动

　　孕期刚开始，可能会伴有轻微的不适，但此时孕妈妈身体相对来说负担较轻，可以适当活动一下肩胛骨和脊椎，缓解疲劳，让身体得到放松，还可以为后期顺产奠定良好的产力条件。

　　孕妈妈运动需要在专业指导下进行，量力而行。如果伴有胎盘过低、习惯性流产、妊娠心脏病，或妊娠伴有严重甲亢，医生强调需要保胎等情况，就不宜做此运动。

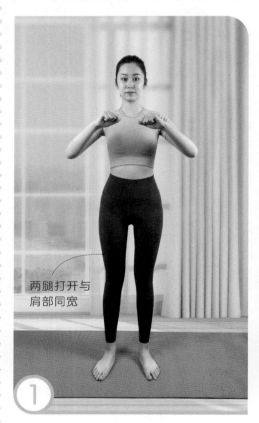

两腿打开与
肩部同宽

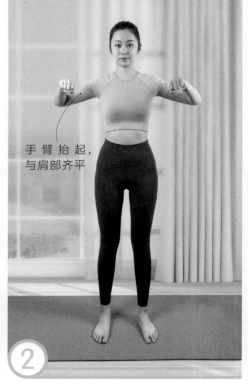

手臂抬起，
与肩部齐平

① 身体保持直立，两腿打开与肩部同宽，抬起双臂，舒展背部，深呼吸。

② 手臂抬起，与肩部齐平，两手腕向后转圈，背部保持不动，每侧 10 次。

注：全书模特只做示意展示，孕妈妈需要根据实际情况和医嘱进行练习，后文不再赘述。

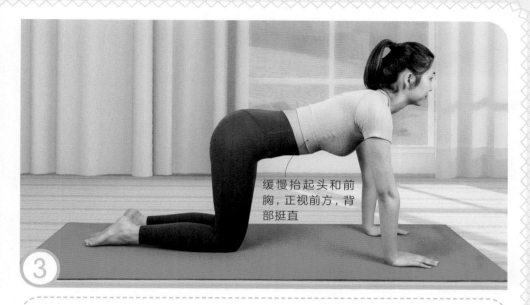

缓慢抬起头和前胸，正视前方，背部挺直

③

鼻子吸气，缓慢抬起头和前胸，正视前方，背部挺直，视线缓慢上移；嘴巴吐气，头部缓慢回正，背部缓慢放平。

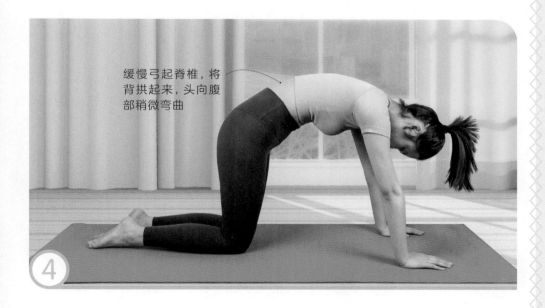

缓慢弓起脊椎，将背拱起来，头向腹部稍微弯曲

④

鼻子吸气，缓慢弓起脊椎，将背拱起来，头向腹部稍微弯曲；嘴巴吐气，头部缓慢回正，背部缓慢放平。

分娩课堂

得知怀孕的消息，孕妈妈和准爸爸一定倍感高兴，宝宝大概什么时候出生，可以通过计算预产期得出。孕妈妈可根据这个时间做好准备，为顺产争取最有利的条件。

注意经期保暖

女性在经期或怀孕时，身体抵抗力会下降，比较容易感冒。但是备孕期间，怀孕了并不会很快就知道，万一处于怀上了的状态，吃的药中某些成分会伤害到胚胎的发育。因此要特别注意经期及经期后的保暖，避免病魔的侵扰。月经期及之后不要吃寒凉的食物或喝冰镇饮料。还需要注意衣着的保暖，尤其是子宫部位，尽量不要穿露脐装和低腰裤。

算算预产期是哪天

俗话说，10月怀胎。整个孕期是 280 天，共计 40 周。4 周算 1 个月，所以从末次月经第 1 天算，40 周后就是预产期。最后一次月经当天的月份减 3（或加 9），再于日期上加 7，即可算出。一般分娩日期在预产期前后两周范围内都是正常的。

计算一下你的预产期：你的末次月经第一天是（X：___）月（Y：___）日，那么你的预产期是（X- 3：___）月（Y+7：___）日。若 X 小于 3 则取 X 加 9；若 Y+7 大于当月天数，则需减去当月天数，并且将预产期月份加 1。

避免过度劳累

孕早期胚胎还没有稳定，提重物、搬大件物品之类的工作可以请他人代劳。孕妈妈应在怀孕后将实情告知工作单位领导，请领导给自己酌情分配工作，避免长期处于过度劳累的状态。高龄产妇、有过流产史、患有某些慢性疾病的孕妈妈，更需格外注意休息。

戒除不必要的担心

孕早期，孕激素的急剧变化会对孕妈妈的身体和思想产生一系列影响，有的孕妈妈会胡思乱想，充满忧虑，情绪也变得不稳定，这时候，理智而积极的自我调节非常重要。孕妈妈要认识到怀孕是女性一生中一段独特而美好的经历，是一个瓜熟蒂落的自然过程，相信自己一定能克服种种困难，成为一位勇敢的妈妈。

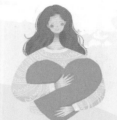

发展一两个兴趣爱好

文艺能给人提供精神养分，孕妈妈可以在怀孕期间发展一两个兴趣爱好。看喜剧、读优美的小说有助于养成乐观的性格；画画可以锻炼手脑协调能力；做手工也是个不错的选择；还有"学霸型"的妈妈，可以利用孕期学有声配音或者考一个职业资格证。

适合孕期进行的兴趣爱好有很多，但是不管选择哪种，一定要本着轻松和力所能及的原则，感觉累了就适当休息，比如唱歌对孕妈妈和胎宝宝都有好处，但是孕早期长时间歌唱，会使肺活量增加、全身血液循环加快，易"动胎气"，诱发先兆流产。另外，孕期前3个月不建议进行剧烈运动。

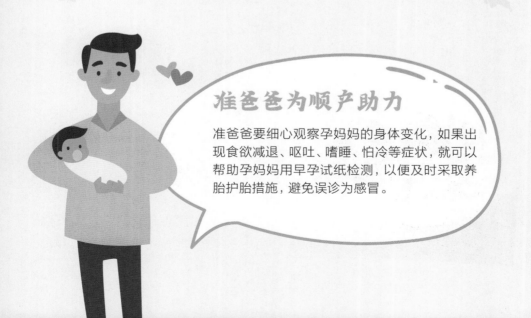

准爸爸为顺产助力

准爸爸要细心观察孕妈妈的身体变化，如果出现食欲减退、呕吐、嗜睡、怕冷等症状，就可以帮助孕妈妈用早孕试纸检测，以便及时采取养胎护胎措施，避免误诊为感冒。

营养均衡食谱推荐

菠菜鸡蛋汤

原料：菠菜 200 克，鸡蛋 1 个，高汤、香油、盐各适量。

做法：

①菠菜洗净；鸡蛋打散成蛋液。

②锅中热水烧开，把菠菜焯 1 分钟，捞出切段。

③锅中倒入高汤，把焯好的菠菜段倒入，烧开。

④把鸡蛋液慢慢倒入锅内，煮开后，加入香油、盐调味即可。

营养功效：菠菜富含丰富的膳食纤维和天然叶酸，对胎宝宝的发育有利。

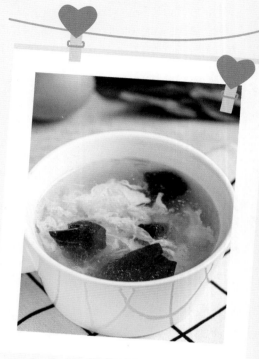

香菇油菜

原料：油菜 150 克，鲜香菇 5 个，葱段、姜末、酱油、盐各适量。

做法：

①香菇去蒂，洗净，切块；油菜洗净，切段。

②热锅烧油，倒入葱段、姜末炒出香味，放入香菇块快速翻炒，加酱油炒 2 分钟。

③放入油菜段，炒至断生，出锅前加盐翻匀即可。

营养功效：油菜含有丰富的膳食纤维和叶酸，对胎宝宝神经系统和大脑的发育有益。

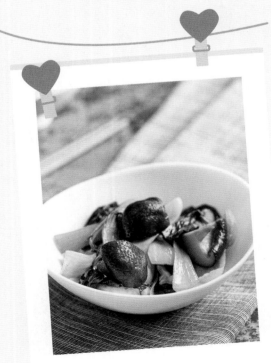

糖醋排骨

原料: 排骨 400 克,葱段、姜片、冰糖、生抽、老抽、醋、料酒、盐各适量。

做法:

①排骨洗净,切块,放入水中焯一下,沥干。

②在排骨中加入料酒、生抽、姜片、葱段,腌制 20 分钟。

③锅中倒油烧至七成热,放入排骨炸至金黄色盛出。

④锅留底油,冰糖入锅熬化,再放入醋、老抽、盐和水,煸炒至排骨收汁即可。

营养功效: 排骨富含蛋白质和脂肪,可以为孕妈妈提供优质蛋白质和必需脂肪酸,补充身体所需的营养。

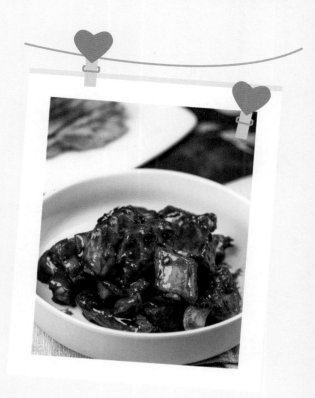

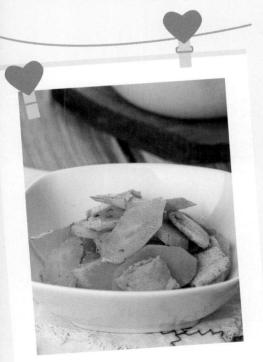

莴笋炒肉

原料: 莴笋 300 克,鸡胸肉 50 克,盐适量。

做法:

①莴笋去皮,洗净,切片;鸡胸肉切片。

②锅中倒油烧热,放入鸡肉片快速翻炒至变色,加入莴笋片翻炒片刻。

③出锅前加盐调味即可。

营养功效: 孕妈妈常吃莴笋,可以增进食欲、促进胃肠蠕动,还可以补充锌、铁等微量元素。

南瓜羹

原料：南瓜 200 克，牛奶适量。

做法：

①南瓜洗净，去皮、瓤，切块，蒸锅蒸熟。

②将蒸熟的南瓜和牛奶放入料理机中，南瓜和牛奶的比例是 3 : 1，打成糊状即可。

营养功效：孕妈妈要多吃新鲜的蔬菜和水果，以补充身体所需的大量维生素和矿物质。

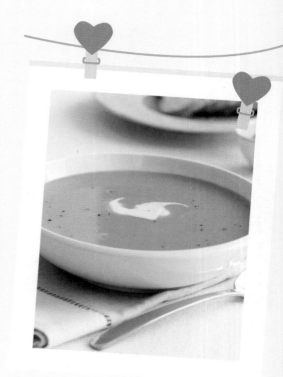

白斩鸡

原料：鸡肉 500 克，姜片、葱花、葱结、蒜末、料酒、酱油、盐、香油各适量。

做法：

①鸡肉洗净，放入锅中，加入清水，淹没鸡身，再放入姜片、葱结、料酒、盐，大火煮熟后，转小火煮 30 分钟。

②将鸡肉捞出后，冷水浸泡 5 分钟，捞出切块。

③将酱油、葱花、蒜末、香油混合成料汁，蘸食即可。

营养功效：鸡肉中含有大量蛋白质、维生素和矿物质等，可以增强孕妈妈自身抵抗力，还可促进胎宝宝发育。

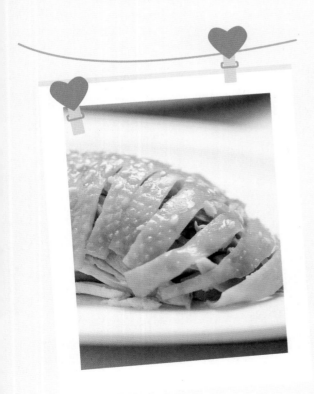

虾仁炒蛋

原料：鸡蛋 2 个，虾仁 200 克，葱花、盐各适量。

做法：

①虾仁清洗干净；鸡蛋打散成鸡蛋液，加入适量的盐，搅拌均匀。

②锅中放油，倒入蛋液，炒至定形盛出备用。

③锅中留底油，下虾仁炒熟，倒入鸡蛋块，出锅前撒葱花和盐，翻炒均匀即可。

营养功效：虾的含钙量比较高，孕妈妈适量吃一些虾，可以促进胎宝宝骨骼生长和脑部发育。

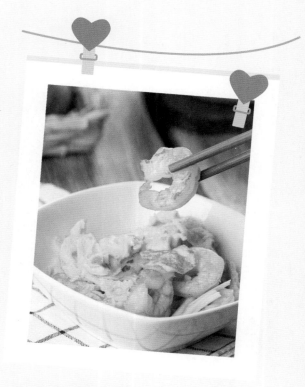

番茄炒菜花

原料：菜花 150 克，番茄 200 克，盐、葱丝、姜片各适量。

做法：

①菜花洗净，切成小朵，放入沸水焯烫 2 分钟，捞出，沥干。

②番茄洗净，去皮，切块。

③锅中烧油，放入葱丝、姜片爆香，再放入番茄块，炒至番茄出汁。

④放入菜花继续翻炒，出锅前加适量盐调味即可。

营养功效：菜花可以补充孕期需要的多种维生素及钙、磷、铁等矿物质。

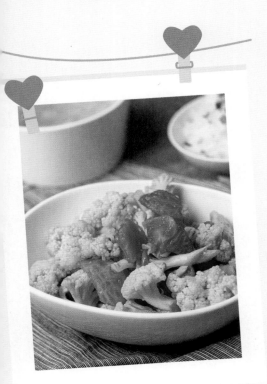

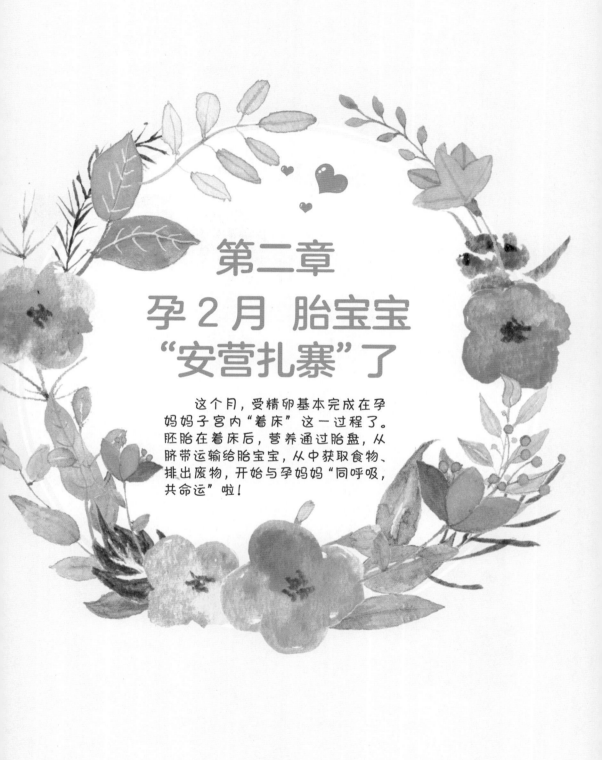

第二章
孕2月 胎宝宝
"安营扎寨"了

这个月，受精卵基本完成在孕妈妈子宫内"着床"这一过程了。胚胎在着床后，营养通过胎盘，从脐带运输给胎宝宝，从中获取食物、排出废物，开始与孕妈妈"同呼吸，共命运"啦！

孕妈妈：孕吐一般不影响胎宝宝

生命的种子已经开始在孕妈妈体内生根发芽，孕妈妈开始了孕育生命的路程。

孕妈妈在孕早期嗅觉、味觉会变得格外灵敏，对气味和食物有较大的反应。有人认为这是孕激素的作用，也有人认为灵敏的嗅觉会让孕妈妈自觉抵触有害物质，如烟或过期的食物，是身体一种自我保护的措施。

在孕早期，部分孕妈妈的妊娠反应会影响进食，可能会导致体重出现暂时性的下降，但不必过于担心胎宝宝营养摄入不足。妊娠反应通常会在孕3月自行消失。但如果是频繁呕吐导致不能进食，或者严重到吐血的程度就需要及时去医院了。

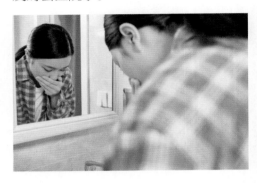

准爸爸必修课

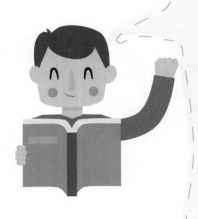

- ■ 陪妻子去医院，确认怀孕的消息。

- ■ 妻子孕吐时可以帮忙准备一杯温水和一些苏打饼干，予以安抚。

- ■ 苹果、橙子、花生等可减轻呕吐症状，还可补充维生素，家中备一些，方便妻子食用。

- ■ 主动承担烹饪任务，为孕妈妈制作清淡可口的餐食。

- ■ 在洗手间和厨房门口放置防滑垫，在生活细节方面给予妻子关心和照顾。

- ■ 怀孕3个月之内由于胎盘功能等没有发育完全，应禁止性生活，以免造成流产。

胎宝宝可爱的模样

第5周 小心脏有了雏形

胎宝宝虽然身长只有1厘米，但其实他的身体正在发生巨大的变化。神经管开始发育，心脏也有了雏形，不久之后会开始跳动，而且频率比孕妈妈要快很多。

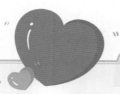

第6周 五官正在形成

胎宝宝的头占了大部分，看起来像个可爱的"小蝌蚪"。心脏开始跳动，肾等主要器官也已经形成，神经管开始连接大脑和脊髓，四肢变化越来越明显，眼睛、鼻子、耳朵的轮廓一一出现，血液循环建立起来。

第7周 主要器官开始发育

胎宝宝像个小橄榄，小尾巴正在逐渐褪去。仍旧头大身小，小小的五官正在形成。肝、肾等内部器官的形成已经接近尾声。

第8周 名副其实的"小人儿"

胎宝宝这周可以被称为一个"小人儿"了，可爱的宝宝形象日益清晰。脊椎、骨骼都开始发育，腿和胳膊的骨骼已经开始变硬并且变长，腕关节、膝关节、脚趾也开始形成。

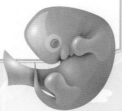

为顺产做的准备

　　孕期体重超标会增加患妊娠糖尿病的风险，还容易使胎儿巨大，影响自然分娩。在孕早期，体重管理就应该提上日程了。

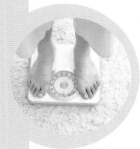

孕期体重增长多少合适

　　孕期体重增长多少千克合适，是由孕前 BMI（身体质量指数）决定的。BMI 是国际上常用的衡量人体肥胖程度和是否健康的重要标准。BMI= 体重（千克）÷ 身高的平方（米^2）。体重过轻或过重都是胚胎停育的不良因素，因此孕妈妈要合理控制体重。

孕前 BMI	整个孕期增重多少合适	管理体重的方法
偏瘦（< 18.5）	11~16 千克	要特别注重饮食的均衡，防止营养不良
正常（18.5~23.9）	8~14 千克	正常饮食，适度运动
超重（24~27.9）	7~11 千克	优化饮食结构，适度运动
肥胖（≥ 28）	5~9 千克	不可暴饮暴食，定期产检

理想的体重增长节奏

　　整个孕期应增长的体重，平均到不同的阶段，比较理想的增重比例是：

孕早期（第 1~12 周）
每月增重约 0.5 千克，共 1~2 千克，可能会因孕吐体重有所减轻。

孕中期（第 13~28 周）
每周增重 0.5~0.6 千克，共增重 7~9.8 千克。

孕晚期（第 29 周 ~ 分娩）
每周增重约 0.5 千克，共增重约 6 千克。

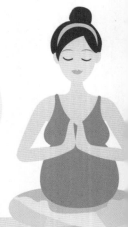

缓解孕吐，保证能量供给

孕妈妈有恶心的情况时，可以吃一些苏打饼干、全麦面包等。吃一些新鲜的蔬果，如橙子、苹果、番茄和黄瓜等，有利于缓解孕妈妈食欲不振。有研究表明，生姜可以有效缓解恶心的症状，恶心症状较严重的孕妈妈可以尝试一些姜茶或生姜做的食品。

孕妈妈在孕早期的饮食与备孕时期要求基本一致，需要多吃一些清淡、易消化的食物。

早孕反应严重，频繁恶心呕吐以致不能正常进食的症状，称为"妊娠剧吐"。这种情况易导致营养不良和脱水，孕妈妈应及早去医院治疗。

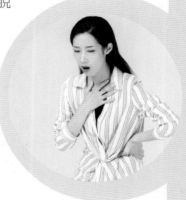

孕早期每天吃多少

怀孕的第 1 个月，由于胎宝宝的身体各个器官正在成形期，营养素都是从母体储备的营养中获得，所以并不需要孕妈妈额外增重。孕妈妈可适当吃些膳食纤维含量高的新鲜蔬菜和蛋白质含量高的蛋、肉类等。水果、大豆类及其制品、奶类、海产品、蛋类等应当成为孕妈妈今后餐桌上的首选。

孕早期各类食物摄入量

食物种类	建议量
加碘食盐	5 克
烹调油	25 克
奶	300 毫升
大豆 / 坚果	15 克 /10 克
鱼禽蛋肉（含动物内脏）	130~180 克
蔬菜类	300~500 克
水果类	200~300 克
谷薯类	250~300 克
水	1500/1700 毫升

为自然分娩热身

伸展脊椎和扭转腰部

　　伸展脊椎和扭转腰部的运动，可以增进上半身的血液循环，有效缓解腰酸背痛的情况，适合孕13周前及零运动基础的孕妈妈。

　　孕妈妈运动需要在专业指导下进行，量力而行。如果伴有胎盘过低、习惯性流产、妊娠心脏病、妊娠严重甲亢、医生强调需要保胎等情况，就不宜做此运动。

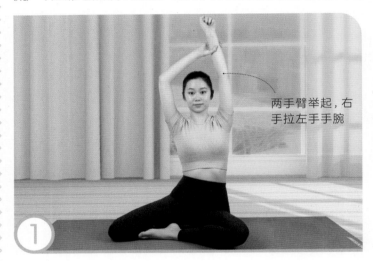

两手臂举起，右手拉左手手腕

左脚跟靠近身体，右脚跟向大腿根部靠近，两手臂举起，右手拉左手手腕。

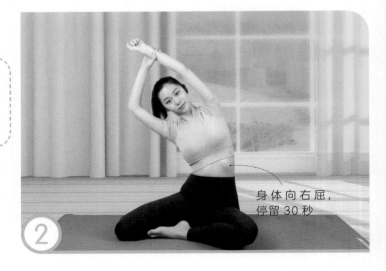

身体向右屈，停留30秒。换反侧练习。

身体向右屈，停留30秒

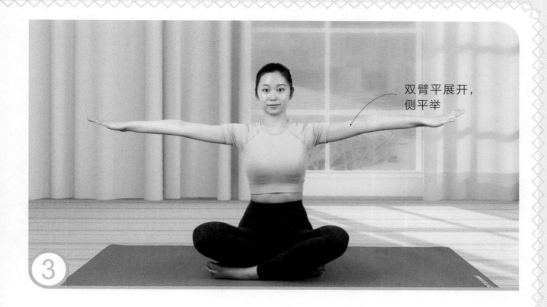

双臂平展开，
侧平举

盘腿坐姿，吸气，双臂平展开，侧平举。

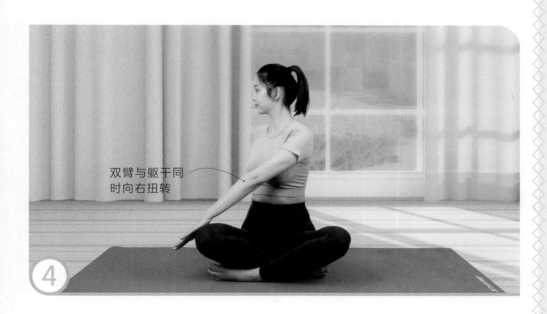

双臂与躯干同
时向右扭转

呼气，双臂与躯干同时向右扭转，停留 30 秒。换反侧练习。

分娩课堂

孕2月是整个孕期中非常关键的一个时期，也是孕妈妈习得强大心理能力的一段时间。孕2月是流产的多发期，孕妈妈需要注意避免劳累，可以适当懒一点儿，在饮食上，需要以清淡好消化的食物为主。

预防便秘，为顺产开路

受孕激素的影响，孕妈妈肠胃的蠕动能力减弱，便秘时有发生。而怀孕期不可盲目用泻药，因为腹泻有可能引发宫缩，诱发流产。

这就需要孕妈妈多样化饮食，增加膳食纤维的摄入，比如多吃菜花、芹菜、玉米、香蕉等。还可以经常出去散散步，做孕妇操，来缓解孕期便秘的情况。

妇科病早治疗也可顺产

怀孕后，受激素的影响，阴道分泌物增多，成为细菌滋生的温床，如果清理不及时，易得妇科疾病。有些妇科疾病会导致孕妈妈不能进行自然分娩，如淋菌性阴道炎，容易引起新生儿淋菌性结膜炎，不容易治疗，给新生儿带来痛苦。因此孕妈妈要早发现、早治疗。

如果孕期患有妇科疾病，则要向医生说明，医生会根据具体的情况采用最安全的治疗方法。

先兆流产的应对措施

有的孕妈妈会发现自己阴道有少量流血，下腹有轻微疼痛、下坠感或者感觉腰酸，这在医学上称为先兆流产，孕妈妈可到医院进行适当的安胎治疗。

有的孕妈妈通过日常生活调理，卧床休息可以保胎成功，也不影响后期生下一个健康的宝宝。也有的孕妈妈通过检查，医生不建议保胎，需调整好心态，相信再次孕育宝宝一定会成功。

小心宫外孕

停经、腹痛、阴道出血是宫外孕的三大症状，如果停经 30 天后，有不规律的流血和腹痛症状，有可能是宫外孕。宫外孕是受精卵在子宫以外的地方着床，严重者会使孕妈妈有生命危险。大部分宫外孕是输卵管妊娠，输卵管有损伤或者患盆腔炎的女性需要特别注意。当发生输卵管妊娠流产或破裂时，会突感一侧下腹部撕裂样疼痛，常伴有恶心、呕吐，此时需要立刻去医院诊治，一旦确诊，需尽快进行手术。

做理智的孕妈妈

对于孕早期中出现的各种问题，比如头晕、恶心、呕吐、孕检指标暂时不达标等情况，既要给予足够的重视，又不要过于忧虑。每个人的身体情况都不一样，妊娠反应和孕检数值都有差异，可以听取医生的建议，理智应对。

孕妈妈可以问一问自己的母亲、有妊娠经历的朋友或者查阅孕产相关书籍，还可以向医生咨询。即使是发生了与别人不一样的情况，只要不会危及你和胎宝宝的健康，就不用过分担心。因为人与人之间存在个体差异，在正常范围内出现小小的差别是不足为奇的。

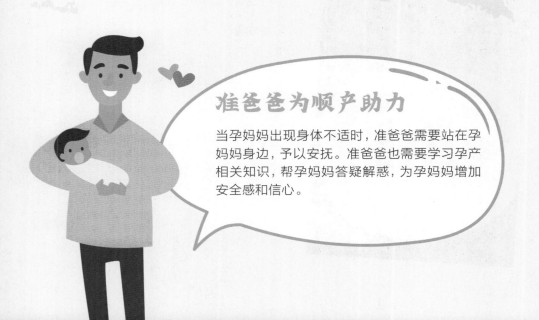

准爸爸为顺产助力

当孕妈妈出现身体不适时，准爸爸需要站在孕妈妈身边，予以安抚。准爸爸也需要学习孕产相关知识，帮孕妈妈答疑解惑，为孕妈妈增加安全感和信心。

营养均衡食谱推荐

豌豆鳕鱼块

原料: 豌豆 100 克, 鳕鱼 200 克, 姜片、料酒、盐各适量。

做法:

①鳕鱼洗净, 去皮, 去骨, 切块; 豌豆洗净。

②用料酒、姜片将鳕鱼块腌制 30 分钟。

③锅中放油, 倒入豌豆煸炒出香味, 再倒入腌好的鳕鱼块, 炒至熟透。

④最后放入盐调味即可。

营养功效: 鳕鱼富含蛋白质和维生素等营养物质, 可以为孕妈妈和胎宝宝提供所需的营养。

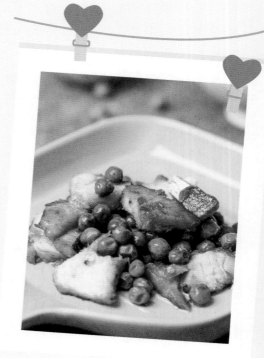

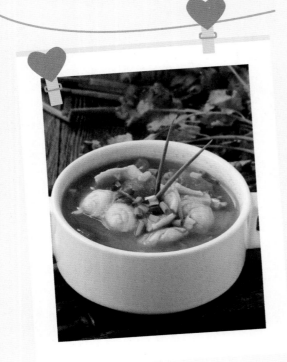

番茄鱼片

原料: 番茄 1 个, 草鱼肉 200 克, 葱花、姜片、盐、料酒各适量。

做法:

①草鱼治净, 切片, 用葱花、姜片、料酒腌制 10 分钟; 番茄洗净, 切片。

②油锅烧热, 放入葱花、姜片爆香, 倒入番茄片炒至软烂, 加清水煮开。

③下入鱼片煮至变色, 加适量盐调味即可。

营养功效: 对孕期营养不良、身体虚弱和神经衰弱的症状有一定辅助疗效。

荷塘小炒

原料： 莲藕 100 克，荷兰豆 50 克，泡发木耳 30 克，胡萝卜 20 克，盐、蒜片、姜片各适量。

做法：

①荷兰豆洗净，去丝；泡发好的木耳去根，撕成小朵；莲藕、胡萝卜洗净，去皮，切片。

②莲藕、胡萝卜、荷兰豆焯熟后捞出，沥干水分。

③锅中放油，油热后，加蒜片、姜片爆香。

④放入所有的食材，大火翻炒 2 分钟左右，加盐调味即可。

营养功效： 富含多种维生素、蛋白质及钙、铁等矿物质，有缓解孕妈妈便秘的作用。

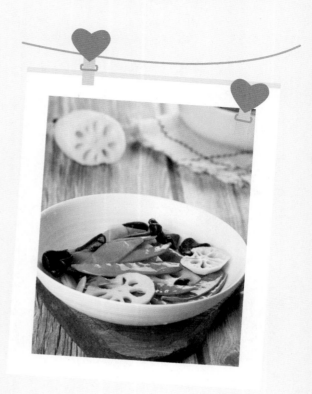

芹菜胡萝卜汁

原料： 芹菜 50 克，胡萝卜 100 克，柠檬汁、蜂蜜各适量。

做法：

①胡萝卜洗净，去皮，切块；芹菜洗净，切段。

②胡萝卜块放入料理机中榨成汁，倒出；芹菜段连同叶子放到料理机中，榨成汁。

③将胡萝卜汁与芹菜汁混合，加适量柠檬汁和蜂蜜调味即可。

营养功效： 孕妈妈经常喝一些果蔬汁，可以补充维生素，还能缓解便秘、缓解孕吐。

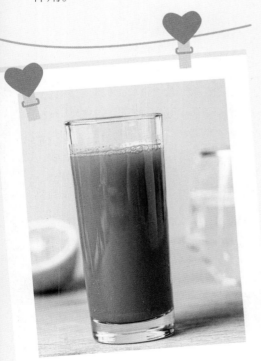

水果沙拉

原料：苹果、梨、桃子、柚子、圣女果、火龙果、酸奶各 30 克，熟豌豆适量。

做法：

①苹果、梨、桃子洗净后，去核，切成小块。

②柚子、火龙果去皮，剥出果肉，切成小块。

③将准备好的水果、圣女果和熟豌豆一起放入碗中，再淋上酸奶，搅拌均匀即可。

营养功效：水果的含糖度不一样，如果孕期过多地只吃某一种水果，有可能会摄入过多糖分。可以把各种水果各取少量做成沙拉，有助营养均衡。

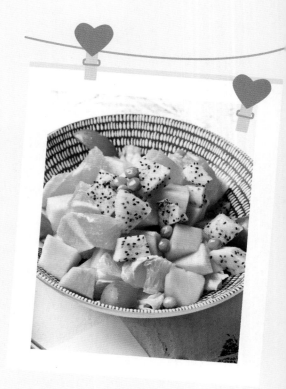

山药炒木耳

原料：山药 150 克，干木耳 5 克，芹菜 30 克，盐、蒜末各适量。

做法：

①山药去皮，切片后泡入水中；木耳提前泡发好，去根，撕成小朵；芹菜择洗干净，切段。

②锅中放油，油热后，放入蒜末爆香，放入山药片、木耳和芹菜段，大火翻炒。

③炒熟后撒上少许盐，翻炒均匀后，即可出锅。

营养功效：山药对胃有好处，孕妈妈适量吃一些山药可以缓解胃部不适。

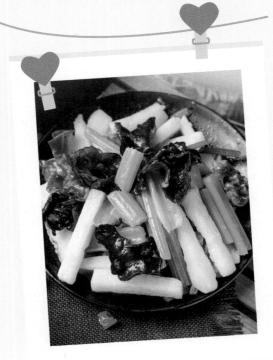

清炒生菜

原料：生菜 200 克，姜末、蒜末、盐、生抽各适量。

做法：

①生菜去根，洗净，撕成片。

②热锅烧油，放入姜末、蒜末爆香，放入生菜大火炒至变熟。

③出锅前加适量盐、生抽调味即可。

营养功效：生菜脆嫩爽口，富含膳食纤维、多种维生素和微量元素，有利于增强孕妈妈食欲、补充营养。

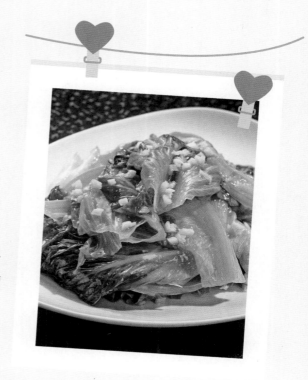

板栗黄焖鸡

原料：鸡腿 200 克，板栗 50 克，泡发木耳 20 克，蚝油、料酒、盐、酱油、姜片、葱段、黑胡椒粉各适量。

做法：

①鸡腿洗净，切成块，加入蚝油、料酒、黑胡椒粉、盐搅拌均匀，腌制 1 小时；板栗剥出栗仁；木耳洗净，撕成小朵。

②锅中倒油，油热后，放入鸡腿块翻炒。

③鸡腿变色后，加入适量清水、姜片、葱段、板栗、木耳，大火烧开后，转小火，焖煮 30 分钟即可。

营养功效：孕期吃鸡肉有增强体力、降低生病概率的作用。

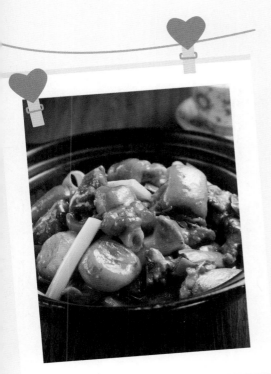

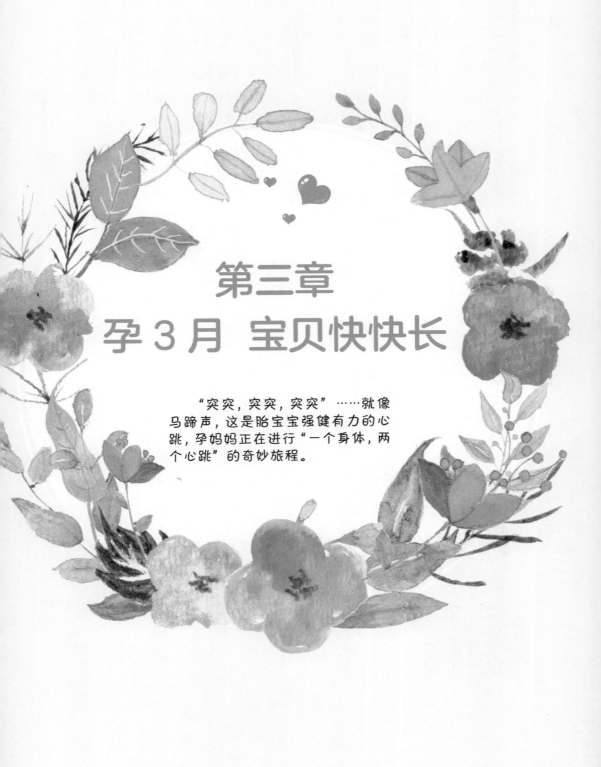

第三章
孕3月 宝贝快快长

"突突，突突，突突"……就像马蹄声，这是胎宝宝强健有力的心跳，孕妈妈正在进行"一个身体，两个心跳"的奇妙旅程。

孕妈妈：要进行产检了

本月，从外观上看，孕妈妈肚子还未明显隆起，但体内的小生命却在不停地生长，子宫在孕 3 月末时，已经如拳头大小。增大的子宫开始压迫位于前方的膀胱和后方的直肠，所以孕妈妈会出现尿频的现象。

这个月将迎来一次正式的、系统的产检，并在医院建档，此后每个月都需要去检查。定期检查能持续了解胎宝宝在各个阶段发育的情况和孕妈妈身体的变化。同时，这个月仍然处于流产高危期，孕妈妈一旦发现特殊的不适症状要马上去医院检查。

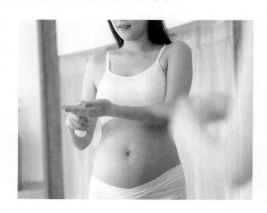

准爸爸必修课

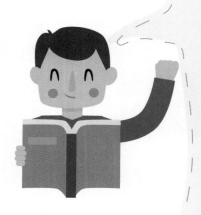

■ 了解并熟知妻子产检的日期和产检项目，方便提前留出时间陪妻子进行产检。

■ 陪妻子购买孕妇装、孕期专用的洗护用品等。

■ 主动承担部分家务，提重物、搬大件物品的活不要让妻子去做了。

■ 经常清理垃圾，改掉乱放脏袜子、脏衣服的习惯，保持居室整洁、空气清新。

■ 鼓励妻子发展一两种兴趣爱好。

■ 饮食宜清淡、营养，勿油腻，忌重盐重辣，另外妻子在孕早期可能在饮食上会比较挑剔，要尽量满足。

胎宝宝可爱的模样

第 9 周 四肢成形

本周胎宝宝的心脏已经分成 4 个腔，四肢完全成形，已经可以手舞足蹈了。五官和大关节部位已经明显可辨。

第 10 周 真正的胎宝宝

本周胎宝宝重约 5 克，生殖器开始发育，做 B 超还分辨不清性别，但是眼睛和鼻子已经清晰可见，心脏也发育好了。

第 11 周 重要的器官

此时胎宝宝身长和体重都增加了 1 倍，重要的器官都已经发育完全。维持生命的器官，如肝脏、肾、肠、大脑等，都已经开始工作，脊柱的轮廓已经清晰可见。

第 12 周 长指甲啦

此时胎宝宝已经"人模人样"了，大脑和各种器官仍在发育，骨骼在硬化，手指和脚趾已经分开，指甲和毛发也在生长。

为顺产做的准备

本月依然处于流产的易发期，孕妈妈还需要小心谨慎，忌重体力劳动和性生活。

孕期必须知道的一组数据

孕妈妈要注意孕期的以下几个关键数字，可以保证母婴健康，为顺产打基础。

项目	数据
胎宝宝在母体内的生长时间	约 266 天，若按末次月经第 1 天开始计，则约 280 天
需要进行产检的时间	初次产检在怀孕后 3 个月进行，孕 28 周前每月 1 次，孕 28~36 周每 2 周 1 次，最后 1 个月每周检查 1 次；有特殊情况时及时检查，或听从医嘱
孕妈妈洗澡适宜水温	38~42℃
孕期体重增加总值	不宜超过 16 千克
自觉出现胎动时间	孕 16~20 周内
胎动最频繁、最活跃的时间	孕 28~34 周内
胎动正常次数	每 12 小时 30~40 次，最少不低于 15 次
胎心率正常范围	每分钟 120~160 次

孕期可以化妆吗

孕期可以化妆，但是要注意选择从正规渠道购买、有品质保障的孕期专用护肤品和化妆品。同理，沐浴乳、洗发露、洗面奶等日常洗护用品也最好选用孕期专用产品。

孕期专用日用品的好处是性质温和，不含酒精、香精等化学物质成分。使用新产品前，孕妈妈可以在手背上做一下简单的皮肤测试，连续用几天后，没有不良反应再在身上大面积地使用。

有些护肤品和化妆品宣传"纯天然"，但是不代表就适合孕妈妈使用。即便是纯植物提取，有些植物本身仍具有毒性或刺激气味，如麝香，另外这些植物成分在生产或贮存中的品质管理也有差异，孕妈妈需要甄别。

避免高热的环境

研究证明，孕妈妈体温比正常体温高1.5℃时，胎宝宝会发育停滞；高3℃时，则有杀死脑细胞的危险，而且这种脑细胞的损伤常常是不可逆的。

因此，孕妈妈最好不要洗桑拿、泡温泉、泡热水澡，在45℃以上的热水中浸泡20分钟以上，就能使体温上升到38℃以上，对腹中的胎宝宝产生有害影响。孕妈妈宜减短洗澡时间，水温保持在38~42℃为宜。

其实，整个孕期，孕妇都要避免长期处于高热的环境中，夏季没有空调的车内温度也会很高，孕妈妈应避免乘坐太长时间，乘坐时要坐在通风良好的窗边。冬天，如果需要用电热毯，可以开一会儿，把被窝暖一暖，然后赶紧停掉，夜里不能持续使用。

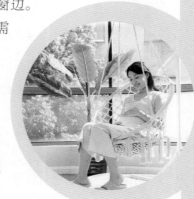

孕期吃酸有讲究

酸味食物能减轻孕早期恶心、呕吐的症状，有助开胃消食。但是有些酸味食物孕妈妈则不宜食用。

腌制食品营养价值较低，有的还含有易致癌物质——亚硝酸盐；山楂可以活血化瘀，食用过多不利于孕妈妈安胎；而有些果脯则含添加剂较多，对孕妈妈身体不利。

喜吃酸的孕妈妈可以选择番茄、杨梅、橘子、酸枣、青苹果等新鲜蔬果食用，既能开胃又能增加维生素和膳食纤维的摄入。

孕妈妈喜吃酸与孕期激素水平改变有关系，可适当吃一些橘子、柚子等水果

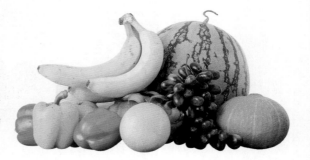

为自然分娩热身

简单好做的上肢运动

　　腹式呼吸法[1]可以有效缓解心理的紧张和焦虑，练习腹式呼吸法的同时配合简单的上肢运动，可以使心灵得到放松，身体增强抵抗力。

　　运动时不宜空腹，孕妈妈可以在饭后1小时进行适当运动，运动时可适当补充水分。

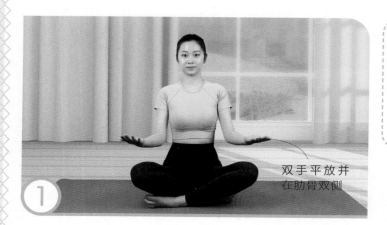

双腿盘坐，胸腔上提，腹部轻微内收，双手平放并在肋骨双侧，掌心朝上。

双手平放并在肋骨双侧

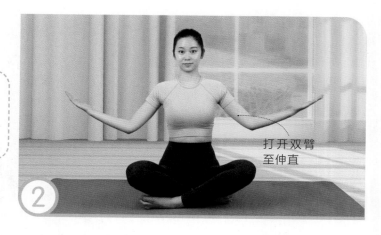

呼气，缓慢向两边打开双臂至伸直。

打开双臂至伸直

注：①练习腹式呼吸法，首先要采取仰卧或舒适的冥想坐姿，放松全身，自然呼吸一段时间。然后将右手放在腹部肚脐，左手放在胸部。吸气时，最大限度地向外扩张腹部，胸部保持不动。呼气时，最大限度地向内收缩腹部，胸部保持不动。如此循环往复，保持每一次呼吸的节奏一致。每次练习5~15分钟为宜。

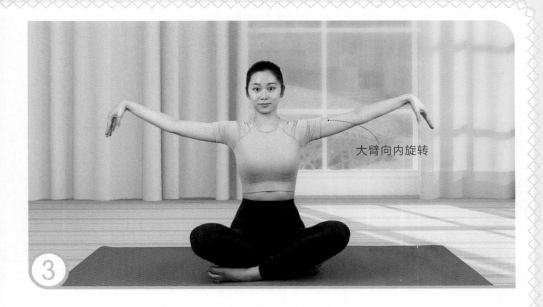

大臂向内旋转

大臂向内旋转，向外旋转；交替进行，逐渐上升。

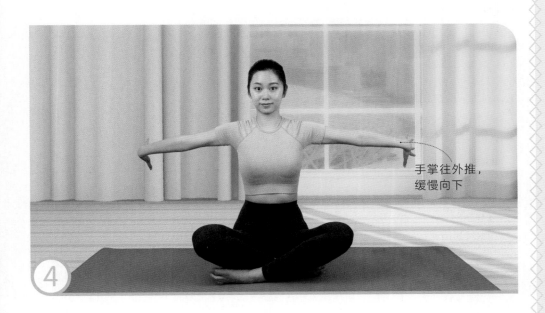

手掌往外推，
缓慢向下

外旋至最高的位置时，停住，手掌往外推，缓慢向下，吸气，双手回到第 1 步中的肋骨的位置。

分娩课堂

产检是保障顺产的重要手段，通过产检获得的一些数据，可帮助医生做出科学的判断，适时指导孕妈妈进行饮食、运动或药物调理。所以孕期的每次产检都不要错过，这样才能为顺产奠定坚实的基础。

定期产检，拿到顺产的通行证

根据胎宝宝的发育情况，定期做针对性的检查，能帮助医生了解孕妈妈整个孕期的健康情况，如果发现异常，做到早预防、早发现，并及时采取有效措施，就可以尽可能避免病情的发展，保障孕妈妈的健康和胎宝宝的正常发育。

准时地、积极地做每项产前检查，检查及诊断结果可以为孕妈妈调整下一阶段的生活习惯提供依据，增强孕妈妈自我保健能力。

孕期几项关键的产检

时间	检查内容	主要检查	检查前需注意
孕 11~13^{+6} 周	NT（颈后透明带扫描）	腹部彩超	无须空腹，放松心情即可
孕 12 周	建档	常规检查及病理性检查	携带社区开具的母子健康手册、夫妻双方身份证原件、户口本原件及复印件等。在工作日的上午空腹（建档前一天晚上 10 点钟之后禁食禁水）办理（各医院要求不同）
孕 14~20 周	唐氏筛查	血液化验	无须空腹
孕 18~24 周	大排畸	四维彩超	提前预约。检查之前半小时可以吃点东西，喝点水，增加胎动
孕 24~26 周	糖筛	3 次抽血化验	空腹检查。检查前一天以一些清淡的食物为主，少吃甜食，晚上 8 点之后禁食禁水
孕 30~32 周	小排畸	四维彩超	提前预约
孕 36 周开始每周一次	胎心监护	胎心率	无须空腹，放松心情即可
孕 37 周开始每周 1 次	骨盆检测（根据当地医院和医生建议进行）	彩超	无须空腹，放松心情即可

需要增加的检查

有些检查若做一次没有达标，医生有可能会安排孕妈妈做进一步的检查，比如唐氏筛查结果如评定为中危或高危，医生一般会建议孕妈妈进行羊水穿刺。糖筛即筛查妊娠糖尿病，如果两次测出偏高，那么医生有可能会增加测量次数。这样虽然麻烦了一些，但同时保证了精确性，防止误诊，也是医生对孕妈妈和胎宝宝负责任的体现。

另外，对于有孕期并发症的孕妈妈，医生会安排增加一些额外的检查项目，这些检查结果可以为将来的分娩方案提供参考。

积极地面对产检及结果

产检项目需要在固定的孕周去做，孕妈妈要记好备忘录，或者告知家人，请家人帮忙提醒，以免错过。有些检查需要空腹，应提前了解。产检可能会比较繁琐和劳累，有缴费、开单据、等检查结果等程序，尽量由亲属陪同。如果自己一个人去也要沉着冷静，提前备好证件、零食和水，随时找合适的地方休息。

孕妈妈对于产检不要有畏惧或抵触心理。出发时，可以默默地对自己说"我就是去看看宝宝好不好""今天又可以听到宝宝的心跳了"，以此鼓励自己。

产前检查的目的是帮助孕妈妈和胎宝宝发现问题。孕妈妈每个阶段都没问题，不仅是孕妈妈的愿望，也是所有人的愿望。

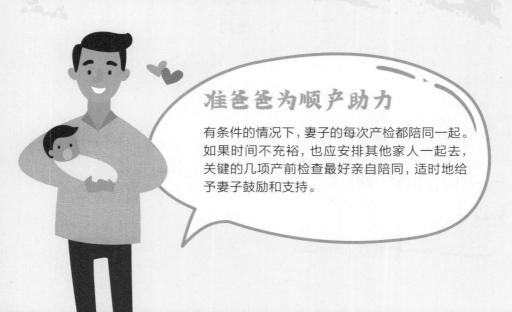

准爸爸为顺产助力

有条件的情况下，妻子的每次产检都陪同一起。如果时间不充裕，也应安排其他家人一起去，关键的几项产前检查最好亲自陪同，适时地给予妻子鼓励和支持。

营养均衡食谱推荐

胡萝卜牛肉

原料: 牛肉 150 克,胡萝卜 100 克,酱油、盐、水淀粉、葱花、姜末各适量。

做法:

①牛肉洗净,切片,放入葱花、姜末、水淀粉和酱油腌 30 分钟。

②胡萝卜洗净,去皮,切丝。

③锅中倒油烧热,将牛肉片入锅炒熟,盛出备用。

④锅留底油烧热,放入胡萝卜丝,炒熟,再放入牛肉片一起炒匀,加盐调味即可。

营养功效: 富含胡萝卜素,可转化成维生素 A,有助于胎宝宝的视力发育。

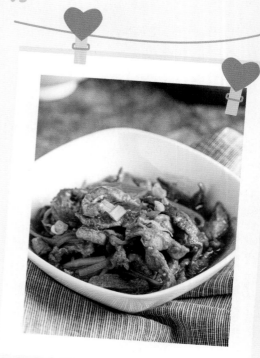

蒜蓉西蓝花

原料: 西蓝花 300 克,蒜、盐、香油各适量。

做法:

①西蓝花洗净,切块;蒜切末成蒜蓉。

②水烧开,放入西蓝花,煮至熟透,捞出沥干。

③将蒜蓉、盐放在一个小碗中,浇入香油,拌成调味汁,将调味汁和西蓝花拌匀即可。

营养功效: 西蓝花富含胡萝卜素,有利于保护孕妈妈视力。

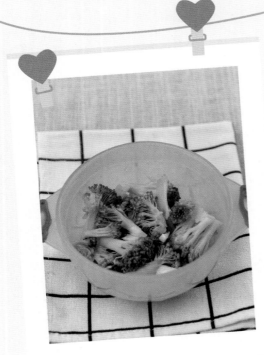

丝瓜虾仁

原料：丝瓜 150 克，虾仁 100 克，生抽、水淀粉、葱段、姜片、盐各适量。

做法：

①虾仁除去虾线，用盐抓洗，冲净沥干，加入生抽、水淀粉、盐，腌 5 分钟。

②丝瓜洗净，去皮，切块。

③油锅烧热，将虾仁过油，盛出。

④锅内留底油，用葱段、姜片爆香，放入丝瓜块，炒至发软。

⑤放入虾仁翻炒，加盐调味即可。

营养功效：虾仁含有丰富的矿物质及优质蛋白质，还容易消化吸收，孕妈妈可经常食用。丝瓜含有丰富的膳食纤维，而且吃起来清甜解腻。

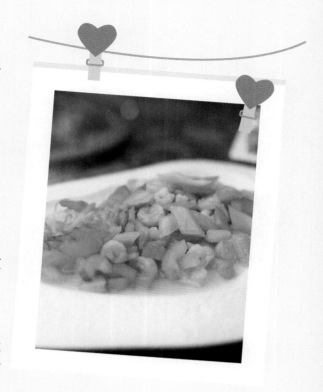

里脊炒芦笋

原料：芦笋 150 克，猪里脊肉 200 克，红椒、盐各适量。

做法：

①猪里脊肉洗净，切片；芦笋洗净，切斜片；红椒洗净，切丝。

②锅内倒油烧热，将肉片放入翻炒至变色，加入芦笋片、红椒丝，继续翻炒至熟透，最后加盐调味即可。

营养功效：含有丰富的蛋白质、维生素、矿物质，能为孕妈妈带来丰富营养，并有助于补铁。

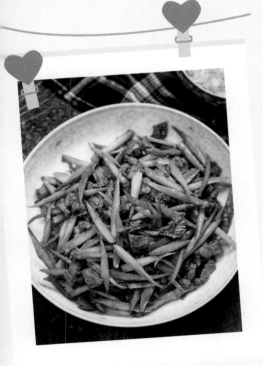

猕猴桃芒果酸奶

原料：猕猴桃、芒果各50克，酸奶150克。

做法：

①猕猴桃洗净，对半切开，用小勺挖出果肉，切成片；芒果切丁。

②酸奶倒入杯中。

③将切好的猕猴桃片、芒果丁放入酸奶中即可。

营养功效：猕猴桃富含维生素，有利于孕妈妈摄入营养，对胎宝宝的发育有利。

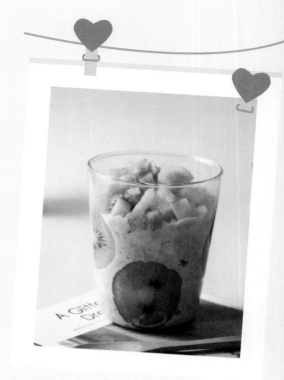

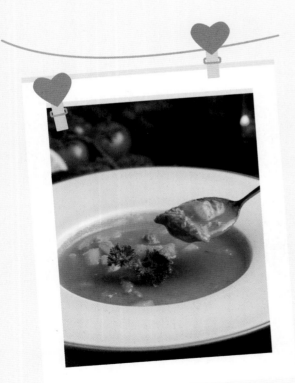

番茄牛肉

原料：牛肉300克，番茄200克，酱油、葱花、姜片各适量。

做法：

①番茄洗净，去皮，切小丁。

②牛肉洗净，切块，冷水下锅，水开后撇去浮沫，去掉血沫之后捞出，沥干。

③锅中放油，油热后放入葱花、姜片爆香，加入牛肉块和番茄丁翻炒，倒入开水没过牛肉，倒入酱油，大火煮开后，转小火焖煮1小时即可。

营养功效：番茄味酸，可以改善孕早期食欲不振的症状。

菠菜炒鸡蛋

原料：菠菜200克，鸡蛋2个，盐适量。

做法：

①将菠菜去根洗净后，放入热水中焯烫30秒，捞出沥干，切成5厘米长的段。

②鸡蛋磕入碗中，打散成蛋液。

③锅中放油烧热后，把蛋液倒入，快速翻炒成块。

④把菠菜倒入，加盐翻炒均匀即可。

营养功效：菠菜含丰富的叶酸，对胎宝宝发育有利。孕期每天吃一两个鸡蛋可以补充孕期所需的优质蛋白质。

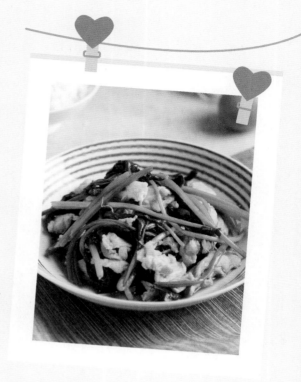

秋葵炒木耳

原料：秋葵200克，泡发木耳30克，熟红芸豆、熟玉米粒、酱油、蒜末各适量。

做法：

①木耳、秋葵洗净。

②秋葵、木耳沸水焯熟，过冷水，沥干，秋葵切段。

③锅中放油，油热后放入蒜末爆香，再放入秋葵、木耳、熟红芸豆和熟玉米粒翻炒。

④最后淋上少许酱油，翻炒均匀，大火收汁即可。

营养功效：富含多种维生素、矿物质和膳食纤维，可以改善孕期便秘的症状。

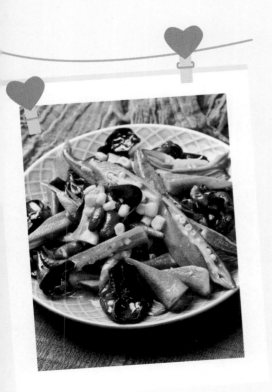

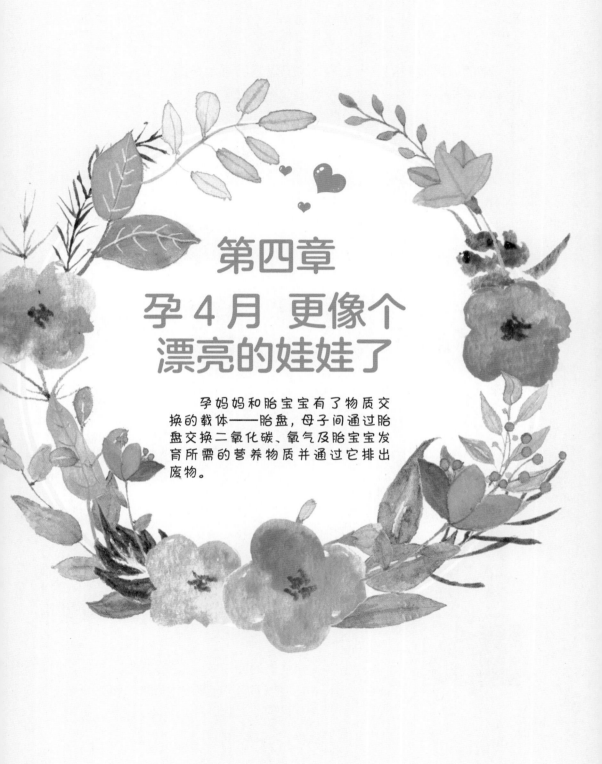

第四章
孕4月 更像个漂亮的娃娃了

孕妈妈和胎宝宝有了物质交换的载体——胎盘，母子间通过胎盘交换二氧化碳、氧气及胎宝宝发育所需的营养物质并通过它排出废物。

孕妈妈：慢慢"显怀"

随着妊娠反应的逐渐减轻，孕妈妈胃口逐步好起来了。现在的你是不是深刻体会到作为一个孕妈妈的美丽和幸福？

孕妈妈平安度过了前12周不够稳定的孕早期，孕吐、胀气、打嗝等妊娠反应从这个月起多数孕妈妈逐渐减轻。此时，由于胎宝宝在子宫腔内，也就是耻骨联合及肚脐中间的位置快速发育，孕妈妈的下腹会微微隆起，也就是俗称的"显怀"。

4个多月的肚子，怎么也藏不住了，因为子宫已经长到小孩的头一样大小，妊娠反应开始逐渐消失，胃口好转，但是白带、腹部沉重感、尿频依然存在，妊娠斑也越发明显。令人欣慰的是，因为胎盘的发育完成，流产的可能性会大大降低，现在进入最为舒服的孕中期了。

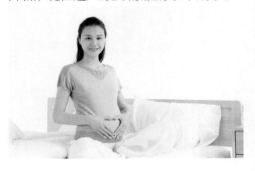

准爸爸必修课

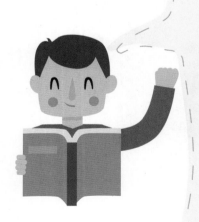

■ 经常陪伴孕妈妈散步或参加社交活动（疫情期间注意防护），提高孕妈妈的活动积极性。

■ 陪同孕妈妈参加产前培训班，如果因为有事缺席，需要在家里学习一下孕期和生产知识，学习如何照顾孕妈妈和做好健康监护。

■ 提醒孕妈妈定期进行孕检，最好一路陪同。

■ 有计划地给胎宝宝循序渐进地进行胎教，可以从播放音乐、子宫对话开始。

■ 如果孕妈妈的身体情况允许，整个孕中期都可以进行适度的性生活，动作幅度不宜过大，注意安全，不要强烈刺激孕妈妈的乳头，以免引起子宫收缩，导致流产。

胎宝宝可爱的模样

第13周 可以聆听声音了

胎宝宝现在的外表完全是个有模有样的"小人儿"了，只是有一些细节还有待发育。比如，肺部还没有完全发育成熟，生殖器官也在继续生长。虽然胎宝宝的耳朵没有完全发育好，但他已经可以"聆听"声音了。

第14周 头发开始生长

胎宝宝已经能够动手动脚了，手脚的关节可以伸展、弯曲。头发开始生长，神经系统开始发挥作用了。

第15周 胎毛布满全身

协助胎宝宝调节体温的胎毛已经布满胎宝宝的全身。他的听觉功能在持续发育，能够听到妈妈的心跳声了。

第16周 胎盘发育成熟

胎宝宝的生殖器官到本周会显露出来，做B超检查可以观察到胎宝宝的性别。胎宝宝的四肢在继续成长，骨骼正在慢慢硬化。

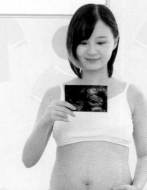

为顺产做的准备

进入孕 4 月，孕妈妈流产的危险性降低了，但是依然要谨慎对待，不可麻痹大意。

保证充足的睡眠

孕期随着腹部日渐隆起，尿频、腰酸等问题常常困扰着孕妈妈的睡眠。

孕妈妈需要挑选软硬度合适的床，太软的床垫不利于保护腰背，也对盆底肌有影响。

孕中期睡觉需要注意保护腹部，避免外力直接作用，随着孕妈妈肚子的渐渐隆起，侧卧会更舒服一些，可以仰卧与侧卧交替。

孕妈妈如果感觉腰部或下肢酸痛，可以用枕头或毛绒玩具将腿部稍微抬高一点，以增进血液回流，可有效缓解腿部水肿。

进入孕中期，孕妈妈常易感到疲劳，充足的睡眠可以促进胎宝宝生长发育，如果晚上睡眠不足，建议白天午休睡 1~2 小时。

补充水分有讲究

因为尿频和内分泌变化，孕期水分的需要比平时要多，孕妈妈要掌握正确饮水的原则，以保障孕期及时补充水分，避免不良水质的危害。

不能口渴才喝水	口渴说明体内水分已经失衡，孕妈妈饮水应至少每隔 2 小时一次
不喝没有烧开的水	水中的氯与水中残留的微生物、残质会对身体造成损害，应烧开后再饮用
别喝久沸的开水	在反复沸腾后，水中的亚硝酸银、亚硝酸根离子以及砷等有害物质的浓度相对增加。长期喝久沸的开水，会导致血液中的低铁血红蛋白结合成不能携带氧的高铁血红蛋白
不喝在热水瓶中贮存超过 24 小时的开水	随着瓶内水温的逐渐下降，水中含氯的有机物会不断地被分解成为有害的亚硝酸盐，对身体不利
不饮浓茶	茶叶中含有咖啡因，不利于胎宝宝的生长发育，孕妈妈最好不喝

孕期性生活讲究多

孕 4 月后，孕妈妈不必对性生活敬而远之了，适度的性生活有利于胎宝宝的发育。不过，还需要注意细节。

1. 最好使用安全套。可以减少体液的接触，避免引起孕妈妈阴道感染、子宫颈发炎以及早期破水等情况。

2. 孕妈妈及准爸爸在房事前要排尽尿液、清洁好私处，选择不压迫孕妈妈腹部的姿势。

3. 动作宜轻柔，不宜深入，频率不宜太快，每次时间不超过 10 分钟。

4. 性生活后，孕妈妈也要做好私处卫生并排尿，以防感染。

5. 性爱过程中，如果孕妈妈感到腹部发胀或疼痛，应马上停下来休息。

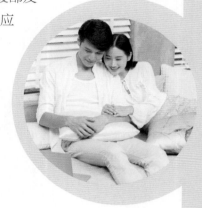

保护腰背

随着子宫的增大，孕妈妈的腰部和脊椎承受了更大的压力，很容易感到腰酸背痛，并且常伴随着肩颈酸痛不适。

孕妈妈尽量不要长期保持一个姿势，久坐、久站和经常弯腰都会导致腰背疼痛的加剧。站立时，避免手撑腰部、肚子向前挺的姿势，正确的站姿是站立时上身不宜过度后仰，双肩稍向后自然下垂，头抬直，臀部向下。同时，孕妈妈可以经常做一些孕妇操，柔和而缓慢地伸展四肢及脊椎，也可以有效缓解腰部疼痛。

日常生活中，孕妈妈可以穿柔软轻便的低跟鞋或平底鞋，避免脊椎承受较大压力。在饮食方面，需要多摄入含钙质丰富的食物，如牛奶、奶酪、绿叶蔬菜及豆制品等。

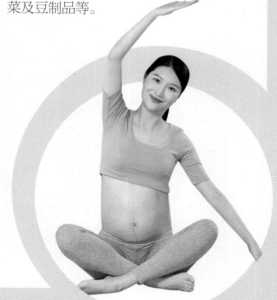

为自然分娩热身

腰部及背部训练操

这两组动作可以有效缓解背部和腰部疼痛，加强腰背部和腿部的力量，使自然分娩产程更顺利。

孕妈妈运动需要量力而行，如果伴有胎盘过低、习惯性流产、妊娠心脏病、妊娠严重甲亢、医生强调需要保胎等情况，就不宜做此运动。

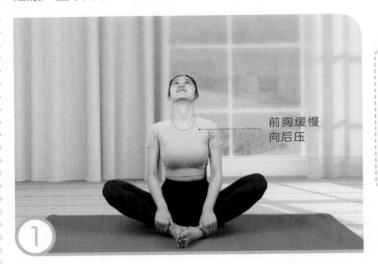

前胸缓慢
向后压

两脚掌相对，如果很难做到，可以两脚交叉，手捉脚踝。吸气挺胸，头颈及前胸缓慢向后压。

呼气时背部缓慢
拱起，含胸低头，
伸展脊背。

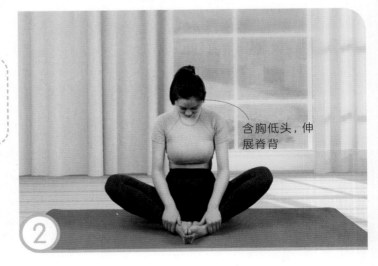

含胸低头，伸
展脊背

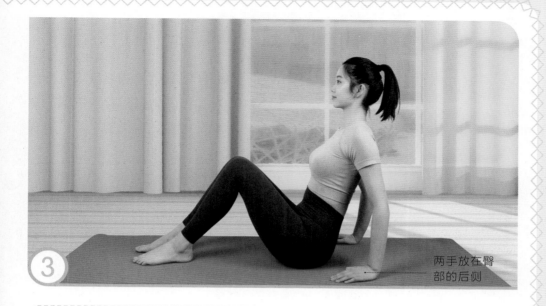

③ 两手放在臀部的后侧

坐在瑜伽垫上，两手放在臀部的后侧，两脚着地，吸气，保持不动。

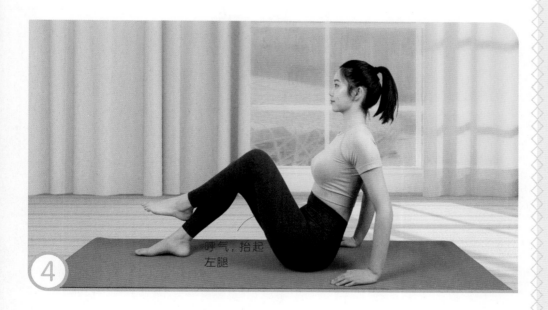

④ 呼气，抬起左腿

呼气，抬起左腿。放下，抬起右腿。交替进行。

分娩课堂

怀孕后，孕妈妈最关心的就是宝宝的健康，总担心宝宝长得太小。随着孕程的进展，孕妈妈的身体状况对宝宝健康的影响也越来越大。新生儿体重的大小，是决定能否顺产的一个关键因素。

多重的宝宝最好生

有些长辈总盼着孕妈妈生个白白胖胖的娃娃，每天给孕妈妈准备很多脂肪含量高的食物，还有的孕妈妈总是担心宝宝营养不够，导致孕期摄入营养不均衡，高脂肪、高碳水化合物等营养摄入过多，极易导致胎宝宝长成"巨大胎儿"（出生时 4 千克以上）。胎宝宝双顶径大于 10 厘米时就增加了自然分娩的难度。

一般来说，分娩前胎宝宝体重在 2.5~3.5 千克，分娩时的产程会相对缩短，自然分娩产程进展得更顺利。

多大的宝宝最健康

新生儿的体重既不是越重越好，也不是越轻越好。一般在 3~3.5 千克会比较好。如果新生儿低于 2.5 千克就有些偏轻，高于 4 千克就偏重。

胎宝宝的大小与孕妈妈在孕期的体重增长管理息息相关。如果孕妈妈在孕期体重增长不足，就会导致胎宝宝生长受限，产生营养不良的后果。而孕期体重增长太快、太多，则容易引发妊娠糖尿病、妊娠高血压等问题。孕妈妈保持健康、合理的饮食和运动习惯，对宝宝身体和大脑的发育都有利。

出去散会步吧

进入孕 4 月，多数孕妈妈的孕吐反应基本消失了，状态也变好，可以开始逐渐增加运动量了。到家的附近去散会儿步、在家做一会儿孕期瑜伽或做一点轻松的家务，不仅有利于体重的控制，还可以使心情更舒畅，也会使自然分娩更顺利。孕妈妈每天运动 30 分钟以上有利于胎宝宝发育。

正确解读一人吃两人补

《中国居民膳食指南（2022）》中指出：孕中期开始，应适量增加食物的摄入量，特别是富含优质蛋白质、钙、铁、碘等营养素的食物。孕中、晚期每天饮奶量应增至 500 克，孕中期鱼、禽、蛋、肉类合计摄入量增至 150~200 克。

怀孕后每天增加的食物总量并不多，但是对饮食结构的优化提出了更高要求，日常需要增加牛奶、肉类、蛋类等高蛋白食物的摄入。随着孕期的变化，谷薯类食物的需求只需少量增加，孕妈妈大可不必盲目相信"一人吃两人补"，就单纯地将某种食物过多摄取。

多元化的饮食

孕期不需要吃得太多，因为胎宝宝需要的是全面的营养。

孕妈妈每天摄入适量的鱼、肉、蛋、奶等，可以补充孕期所需优质蛋白质和钙等营养素，建议每周吃 2~3 次深海鱼；新鲜的蔬果可以为孕妈妈提供丰富的矿物质和多种维生素，孕期要吃水果，但不可过多，因大部分水果含糖量较高，大约可以保持每天 1 个苹果的量；玉米、地瓜和谷物等杂粮可以提供丰富的膳食纤维，有助于缓解孕妈妈的便秘问题。

孕妈妈还应该认识到：馒头、稀饭、面条等都是含糖量比较高的食品，不应该在膳食中占主导地位。

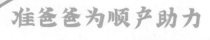

准爸爸为顺产助力

为了帮助孕妈妈控制体重，准爸爸可以自己也行动起来，带动妻子一起坚持健康的饮食习惯哦！与妻子一起拒绝高热量、高脂肪以及甜食等。

营养均衡食谱推荐

麻酱菠菜

原料：菠菜 200 克，麻酱、蒜末、盐、香油、醋各适量。

做法：

①菠菜择洗干净，焯烫后凉凉，挤干水，切段。

②麻酱加水、蒜末、盐、香油、醋搅匀调汁。

③将调好的麻酱汁淋在菠菜上即可。

营养功效：富含多种维生素和膳食纤维，促进孕妈妈肠胃蠕动，增强体质。

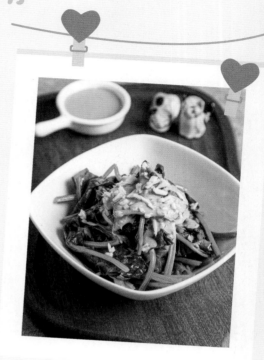

丝瓜鸡蛋汤

原料：丝瓜 150 克，鸡蛋 1 个，盐适量。

做法：

①丝瓜去皮，切片；鸡蛋打散，搅匀。

②锅内加适量清水，煮沸放入丝瓜片，转小火熬煮至丝瓜熟透，将蛋液匀速倒入锅中，调入盐煮沸即可。

营养功效：丝瓜富含维生素 C，对保护孕妈妈皮肤有益，有消除斑块，使皮肤洁白、细嫩等作用。

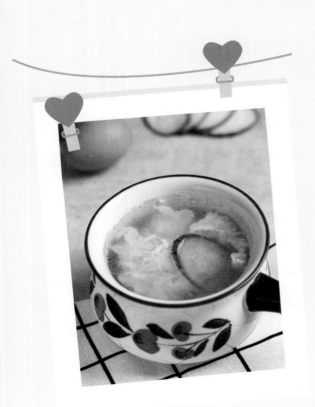

香煎带鱼

原料： 带鱼 200 克，鸡蛋 1 个，泡发腐竹、盐各适量。

做法：

①带鱼洗净切段；鸡蛋打散备用。

②锅内放少量油，烧至七成热，带鱼段蘸足蛋液，下锅煎至两面金黄；腐竹煎熟。

③出锅撒上盐，铺上腐竹即可。

营养功效： 含有丰富的镁元素，对孕妈妈的心血管系统有很好的保护作用，还有养肝补血、润肤养发的功效。

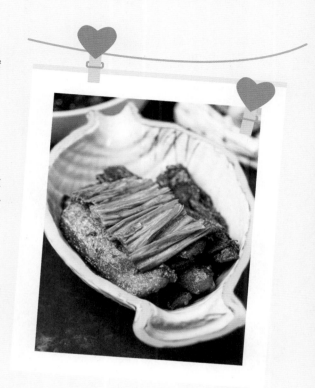

黑米饭

原料： 黑米、大米各 50 克。

做法：

①黑米、大米淘好，浸泡 30 分钟。

②泡好的黑米和大米一同倒入电饭锅内，蒸熟即可。

营养功效： 补充维生素，调节肠胃和免疫力，对虚弱的孕妈妈有良好的补养作用。

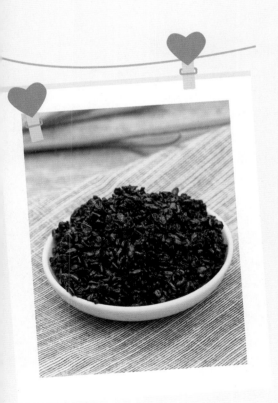

杂蔬鸡蛋饼

原料：鸡蛋 2 个，芹菜、胡萝卜、葱花、盐、淀粉各适量。

做法：

①芹菜、胡萝卜洗净，切碎；鸡蛋磕入碗中，打散，加入芹菜碎、胡萝卜碎、葱花，再加入少量的盐和淀粉，搅拌均匀。

②平底锅刷油，小火热油，倒入鸡蛋液，迅速晃动锅，使鸡蛋液均匀平铺锅底，摊成蛋饼即可。

营养功效：这道鸡蛋饼在传统的制作方法上加了很多的蔬菜，营养更全面，非常适合孕妈妈当早餐。

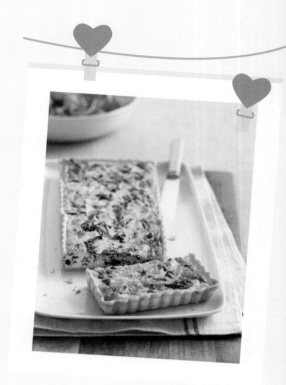

鱼香肉丝

原料：猪里脊肉 150 克，莴笋 50 克，胡萝卜 30 克，泡发木耳 25 克，鸡蛋 1 个，姜丝、葱花、醋、酱油、淀粉、盐各适量。

做法：

①木耳、胡萝卜、莴笋洗净，切丝，焯烫。

②猪里脊肉洗净，切丝，加入蛋清、酱油和少许淀粉，搅拌均匀，腌制 20 分钟。

③热锅起油，放入姜丝、葱花爆香，依次加入猪肉丝、莴笋丝、胡萝卜丝、木耳丝翻炒均匀，加少许盐，出锅即可。

营养功效：孕妈妈常吃木耳等菌类，可以补充膳食纤维，有利于肠道蠕动。

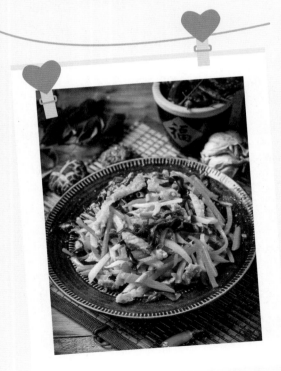

土豆焖鸭

原料：鸭腿 300 克，土豆 200 克，柿子椒 100 克，姜片、葱段、盐、葱花各适量。

做法：

①鸭腿洗净，去皮，切块，焯水备用。

②土豆去皮，切块；柿子椒洗净，切片。

③起锅热油放入葱段和姜片爆香，加入鸭块、土豆块、柿子椒片，翻炒均匀。

④加清水没过鸭块，大火煮开后转小火焖煮 30 分钟，大火收汁，出锅前撒入葱花即可。

营养功效：鸭肉含有蛋白质、多种维生素及钙、铁、钾等，孕妈妈食用有滋补作用。

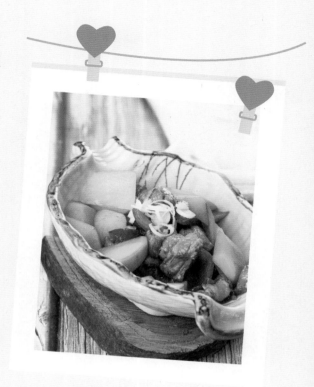

草莓柚子酸奶

原料：柚子 100 克，草莓 50 克，无糖酸奶 100 克。

做法：

①草莓去蒂，洗净，切块；柚子剥好，切块。

②柚子和草莓放入料理机中打成酱。

③将草莓柚子酱与无糖酸奶搅拌均匀。

④放上些许草莓丁点缀即可。

营养功效：草莓柚子酸奶配面包、鸡蛋等一起当作早餐或直接当加餐，可以帮助孕妈妈补充维生素，平衡营养。

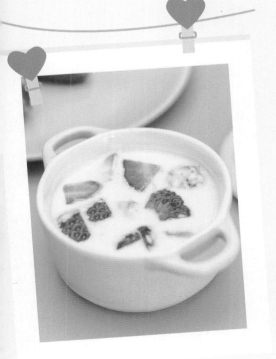

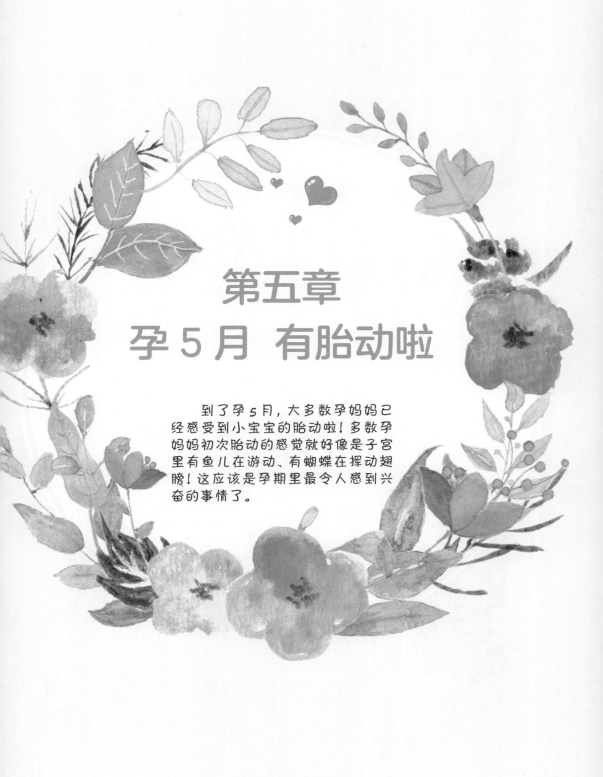

第五章
孕5月 有胎动啦

到了孕5月，大多数孕妈妈已经感受到小宝宝的胎动啦！多数孕妈妈初次胎动的感觉就好像是子宫里有鱼儿在游动、有蝴蝶在挥动翅膀！这应该是孕期里最令人感到兴奋的事情了。

孕妈妈："孕味"十足

到了孕中期，孕激素逐渐稳定，孕妈妈此时基本告别孕吐，虽仍会有身体困倦、腰腹酸痛等反应，但是和之前比要好多了。

本月，孕妈妈可感觉到胎动，初次感觉胎动的时间和力度大小因人而异，一般 12 小时之内胎动次数 30~40 次属正常。

受孕激素的影响，孕妈妈的臀部会变宽变厚，显得"孕味"十足。胎宝宝则进入了最活跃的时期，跳跃、打拳、踢腿……无所不能，小家伙是不是影响到孕妈妈休息啦？不过，这也是他在向孕妈妈提示：我发育得很好。

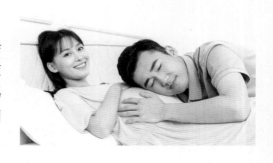

准爸爸必修课

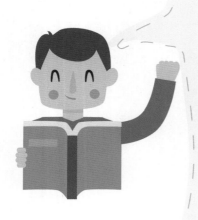

■ 倾听妻子的饮食需求，帮助妻子多准备几次餐食。

■ 和妻子一起数胎动，记录胎动。

■ 为妻子创造良好的睡眠环境，尽量使卧室保持安静。

■ 主动分担一部分家务，打扫卫生并维持室内整洁。

■ 陪护妻子进行适量的户外活动，条件允许时可帮妻子安排一次旅游。

■ 来自长辈们关于怀孕的经验和"忠告"会有很多，准爸爸需继续学习科学的孕期知识，与妻子一起鉴别各种说法是否科学。

胎宝宝可爱的模样

第 17 周 越来越活跃

胎宝宝的身长已达到 13 厘米左右，借助听诊器可以听到他心脏强有力的跳动声。这个时期胎宝宝非常灵活顽皮，胎动很活跃，他常常把脐带当作玩具玩。

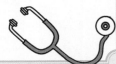

第 18 周 吞咽羊水

本周胎宝宝的听力系统继续发育，大脑与耳朵信号的连接已经形成。原来偏向于两侧的眼睛开始逐步向面部中间靠拢。胎宝宝开始学习呼吸，只不过此时呼吸的不是空气而是羊水。

第 19 周 听力继续发育

胎宝宝大约 15 厘米长，比上个月长了近 2 倍。大脑各个区域的细胞正在进行更细的分化。胎宝宝的动作比以往更加灵活。如果听到外界的声音，会用胎动来回应这些声音。

第 20 周 感觉器官迅速发育

本周胎宝宝体重可达到 250 克左右，感觉器官开始迅速发展；视网膜形成了，眼睛很活跃，会对光线做出反应，但眼睑依然闭着；味蕾正在形成，会间接使孕妈妈的饮食口味发生改变；吞咽羊水后，开始在羊水里尿尿了。

为顺产做的准备

孕中期激素水平逐渐稳定，孕吐基本消失，孕妈妈胃口变好，此时科学的进食方法和适度的运动将有助于胎宝宝发育，为自然分娩打下基础。

孕中期需要吃多少合适

孕妈妈在怀孕期间的体重，有60%甚至更多都是在孕中期增加的，因此孕中期更需要调整饮食结构。既要满足胎宝宝发育所需的营养，又要使孕妈妈体重增长不要太快，控制胎宝宝体重在合适范围内，才有利于自然分娩。

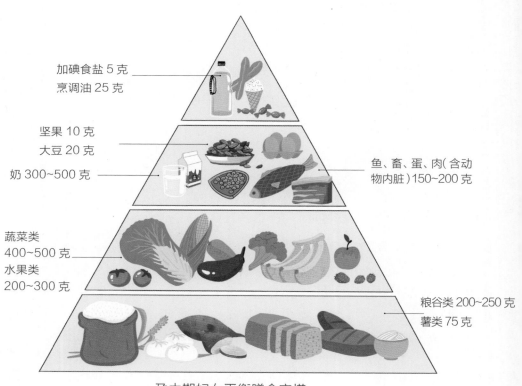

加碘食盐 5 克
烹调油 25 克

坚果 10 克
大豆 20 克
奶 300~500 克

鱼、畜、蛋、肉(含动物内脏)150~200 克

蔬菜类 400~500 克
水果类 200~300 克

粮谷类 200~250 克
薯类 75 克

孕中期妇女平衡膳食宝塔

（数据来源于《中国居民膳食指南（2022）》）

原有的运动习惯可以继续了

运动不仅可以避免肥胖，缓解孕期带来的身体不适，还能降低胎宝宝超重的风险，使产程更加顺利，有利于自然分娩。建议孕妈妈每天进行 30 分钟以上的运动，运动方式可以选择散步、慢跑、游泳、孕妇体操或孕妇瑜伽等。

很多孕妈妈在孕前有各种运动爱好，但因怀孕就中断了运动强度偏大的运动，当度过怀孕早期的 3 个月后，在产检指标正常，而且无其他孕期并发症的情况下，可以适当地继续进行。同时，需要注意的是，孕妈妈应降低运动强度，控制好运动时间，避免剧烈和急速的运动，运动过程中感到不适的时候应及时停下来。有些瑜伽动作会对胎宝宝不利，不可在网上随便找几个瑜伽教程就跟着练，而是应该找有资质的孕期瑜伽教练来指导进行。

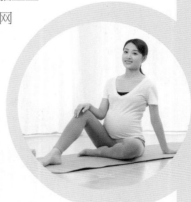

我们去远行吧

一般来说，孕 16~28 周比较适合旅行，孕妈妈身体状况允许的情况下，可以去风景优美的地方走走看看，感受一下不同的人文环境，不仅可以使孕妈妈心情舒畅，对胎宝宝来说也是一种很好的胎教方式。

如果孕妈妈身体有并发症，或因其他情况对当前医院给出的生产方案不太满意，想要去资质更好的医院寻求更优的分娩方案，也可以选择在这个时间动身，但要在保证安全的前提下。

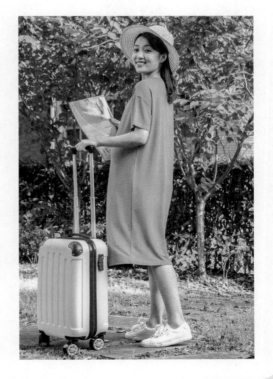

为自然分娩热身

肩颈和小臂拉伸

孕中期是整个妊娠期间较为稳定的时期，孕妈妈可以进行适量的运动，保持身体的活力。从妊娠12周开始一直到分娩，孕妈妈都可以坚持做孕妇操。

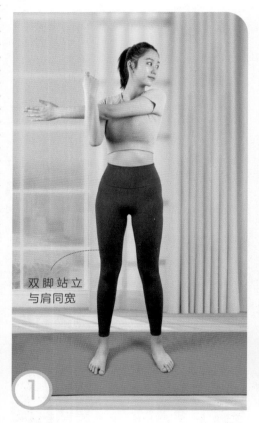

双脚站立
与肩同宽

①

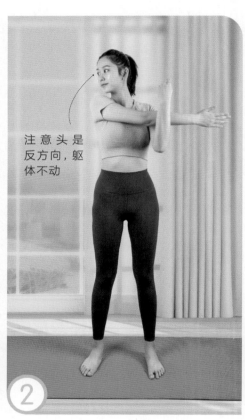

注意头是
反方向，躯
体不动

②

双脚站立与肩同宽，将左手水平伸向右侧，右手套住左臂肘关节处，右臂渐渐向后侧用力，同时头转向左侧，与伸出去的手掌方向相反。这个过程躯干保持面向前方，保持20秒。

同样做反方向，左臂向后侧拉伸，注意头是反方向，躯体不动。

孕期轻缓的体操锻炼可以帮助孕妈妈维持良好的生理水平，防止水肿，减轻腰痛、关节疼痛等，甚至能控制情绪和改善睡眠。但是需要注意循序渐进、量力而行。

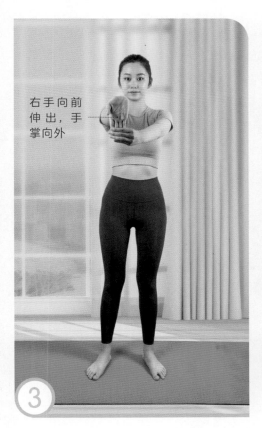

右手向前伸出，手掌向外

③

自然站立，两脚与肩同宽，右手向前伸出，手掌向外，手指向下，左手抓住右手手指，保持 10 秒。

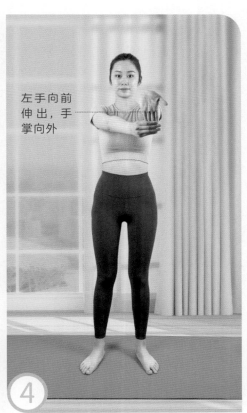

左手向前伸出，手掌向外

④

同样，左手向前伸出，手掌向外，手指向下，右手抓住左手手指，保持 10 秒。

分娩课堂

一般到了孕 5 月，胎宝宝及有关分娩的各项指标也有所体现，虽然还有几个月的妊娠期，此时就可以想一想选择哪种分娩方式了。

胎盘前置怎么办

很多孕妈妈都出现过胎盘前置的情况，如果是在 28 周之后，胎盘的边缘覆盖在子宫颈口上，不会影响顺利分娩。如果是胎盘位于子宫颈的中央，出血的概率会很大，只能剖宫产。胎盘前置和前置胎盘含义不同，前置胎盘属正常。

如果在 28 周之前发现胎盘前置，问题不是很大。因为子宫下面部分的生长还有很大的空间，胎盘还有机会"长"上去。实际上胎盘不是真的"长"，而是随着胎宝宝的增大，子宫逐渐拉长，胎盘的位置会逐渐上升，离开宫颈口，俗称"长"上去。

二胎妈妈能不能顺产

如果第 1 胎是顺产，第 2 胎没有并发症，胎宝宝大小合适，胎位也正常，最好选择顺产，因为顺产后身体恢复较快，也不影响母乳喂养。如果第 1 胎是剖宫产，手术后伤口愈合、恢复良好，则需要在医院进行全面的评估，确认没有剖宫产指征的前提条件下，实现成功顺产的概率也很大。

孕妈妈可以将第 1 次剖宫产的病例复印好，给医生仔细看看，详细讲述上一次剖宫产的原因和情况，请医生综合评估，来选择最恰当的分娩方式。

怀双胞胎可以顺产吗

医生一般会建议怀双胞胎的孕妈妈选择剖宫产，因为双胞胎顺产的产程较长，难产的概率大于单胎产妇。怀双胞胎是否能顺产，要视两个胎宝宝的胎位、大小以及孕妇的骨盆条件、产力、宫缩等情况综合决定。孕妈妈如果在孕期一切顺利，而且没有剖宫产指征的情况下，可以选择顺产。

有子宫肌瘤不一定要剖宫产

子宫肌瘤不是剖宫产的指征，如果孕妈妈有并发子宫肌瘤，那么子宫肌瘤可能会在孕激素的刺激下长得很快。这时候就需要定期检查胎宝宝的发育以及肌瘤变化情况。如果想要争取进行自然分娩，有子宫肌瘤的孕妈妈需要在整个孕期格外注意饮食的规划和控制，更加注重营养的均衡，尽量不使胎宝宝长得过大。

在孕晚期进行产道、胎宝宝及子宫肌瘤全方位的彩超检查后，如果子宫肌瘤的位置没有挡到产道，那么顺利地自然分娩也是可能的，具体情况可以请经验丰富的医生综合评估再做决定。在分娩后，随着体内的孕激素影响变弱，子宫肌瘤通常也会逐渐缩小。

试管婴儿可以顺产吗

试管婴儿是精子与卵子在体外结合后培育成胚胎移植入母体，试管婴儿着床成功后，和自然受孕的胎宝宝一样在母体内孕育。

试管婴儿在本质上与正常受孕的婴儿没有很大的区别，可否顺产主要是看孕妈妈的身体状况和胎宝宝的状态。孕妈妈一定要定期到医院做好孕期检查，根据检查结果进行综合评估，在医生的指导下选择最佳的分娩方式。

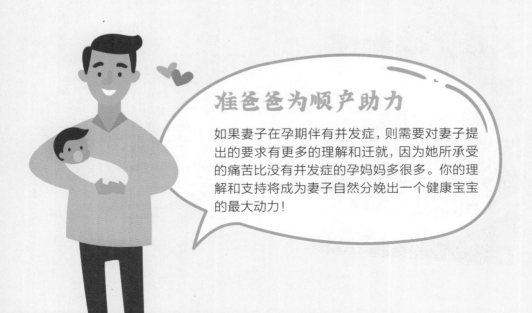

准爸爸为顺产助力

如果妻子在孕期伴有并发症，则需要对妻子提出的要求有更多的理解和迁就，因为她所承受的痛苦比没有并发症的孕妈妈多很多。你的理解和支持将成为妻子自然分娩出一个健康宝宝的最大动力！

营养均衡食谱推荐

三色补血汤

原料: 南瓜 200 克,银耳半朵,莲子、枸杞子、红枣、红糖各适量。

做法:

①南瓜洗净,去子,切块;莲子剥去心,洗净。

②红枣去核,洗净;银耳泡发后,撕成小片。

③将南瓜、莲子、红枣、银耳和适量红糖一起放入砂锅中,加入适量温水,大火烧开后转小火,煲 30 分钟即可。

营养功效: 胎动、情绪都有可能影响孕妈妈的睡眠,这款汤有补血安神的功效。

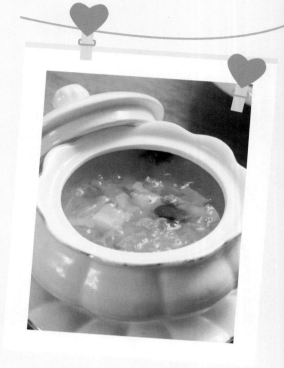

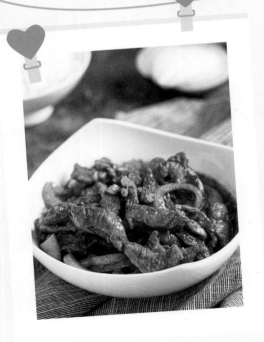

洋葱炒牛肉

原料: 牛肉 200 克,洋葱半个,胡椒粉、酱油、盐、葱花各适量。

做法:

①洋葱洗净,切丝;牛肉洗净,切丝。

②锅中倒油烧热,放入洋葱丝,加胡椒粉和盐,炒出香味。

③将牛肉丝倒入锅中,快速翻炒,加一点水和酱油,将牛肉炒熟烂,出锅前撒上葱花即可。

营养功效: 孕妈妈对铁的需求很高,牛肉中的铁含量丰富,可预防缺铁性贫血。

陈皮冬瓜老鸭汤

原料: 鸭肉 500 克,冬瓜 300 克,陈皮、盐各适量。

做法:

①鸭肉洗净,切块,焯烫后过水洗净。

②冬瓜洗净,留皮切块。

③将鸭肉块、冬瓜块放入锅中,倒入适量的清水、陈皮、盐,大火烧开,转小火炖煮 1 小时即可。

营养功效: 鸭肉脂肪含量少,同时优质蛋白含量高,冬瓜有利尿消肿的作用,对孕中期出现水肿现象的孕妈妈很有帮助。

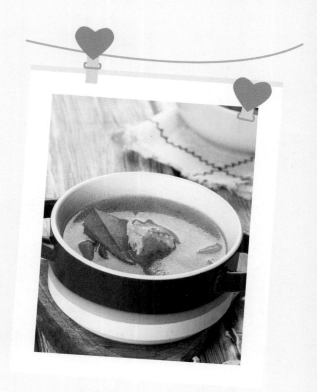

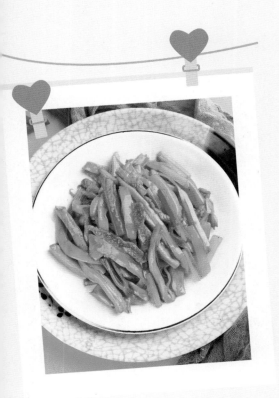

芹菜炒杏鲍菇

原料: 杏鲍菇 200 克,芹菜 50 克,彩椒、蒜末、姜末、盐各适量。

做法:

①芹菜洗净切段;杏鲍菇、彩椒洗净切条。

②锅中放油,油热后,放入蒜末、姜末爆香,放入杏鲍菇条和彩椒条,大火翻炒,杏鲍菇出水后,倒入芹菜段。

③炒至芹菜变软,加盐调味即可。

营养功效: 富含多种维生素和膳食纤维,有利于缓解孕期便秘的情况。

小米南瓜饭

原料: 小米 50 克, 南瓜 100 克。

做法:

①小米洗净。

②南瓜去皮, 去子, 洗净, 切成小块。

③将小米和南瓜一同加入电饭煲中, 按煮饭键, 煮熟即可。

营养功效: 小米南瓜饭具有健胃消食的作用, 可以改善孕妈妈肠胃虚弱的问题, 同时有利于促进胎宝宝在母体中的发育。

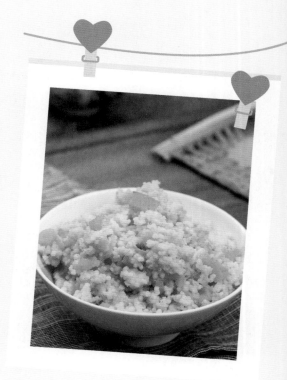

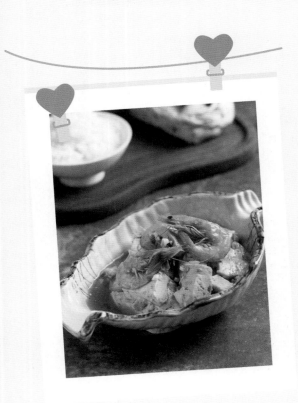

大虾炖豆腐

原料: 虾、豆腐各 200 克, 葱末、姜末、水淀粉、香油各适量。

做法:

①将大虾洗净; 豆腐洗净, 切块。

②锅内加少许油烧热, 下葱末、姜末炒香, 再倒入虾, 煸炒至红色。

③加入水, 倒入豆腐块, 加少许盐, 加盖用大火烧开。

④转小火, 并用水淀粉勾芡, 淋入香油, 盛入碗中即可。

营养功效: 虾有保护心血管系统的作用, 虾与豆腐同吃可以补钙。

红烧鲤鱼

原料：鲤鱼 1 条，葱花、姜片、彩椒、香菜段、酱油、盐各适量。

做法：

①鲤鱼处理干净，两面打上花刀；彩椒洗净，切丁。

②起锅烧油，放葱花、姜片爆香，将鲤鱼下锅煎至两面金黄。

③加水和酱油，大火烧开转小火焖20分钟，加彩椒烧1分钟，出锅前加香菜、少许盐调味即可。

营养功效：鲤鱼有补脾健胃、利水消肿、清热解毒、止咳下气的功效。

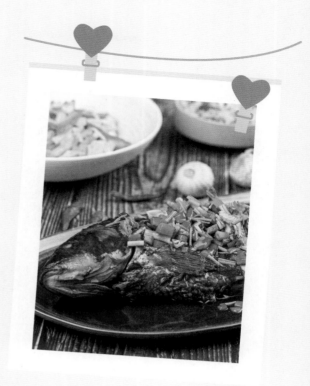

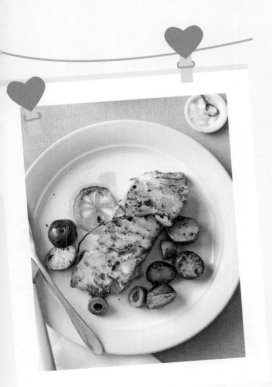

香煎鳕鱼

原料：鳕鱼 200 克，盐、料酒、黑胡椒碎、柠檬汁、小红萝卜各适量。

做法：

①鳕鱼洗净，用料酒、盐、柠檬汁腌制15分钟，用清水冲洗，用厨房用纸吸干水分；小红萝卜洗净，切成块，烤熟。

②锅中刷油，放入鳕鱼中小火煎制，待其两面金黄，撒上黑胡椒碎，放入小红萝卜即可。

营养功效：鳕鱼肉质厚实，细刺极少，肉味甘美，营养丰富。孕妈妈吃一些鱼类可补充身体所需的优质蛋白质，还可以促进胎宝宝大脑发育。

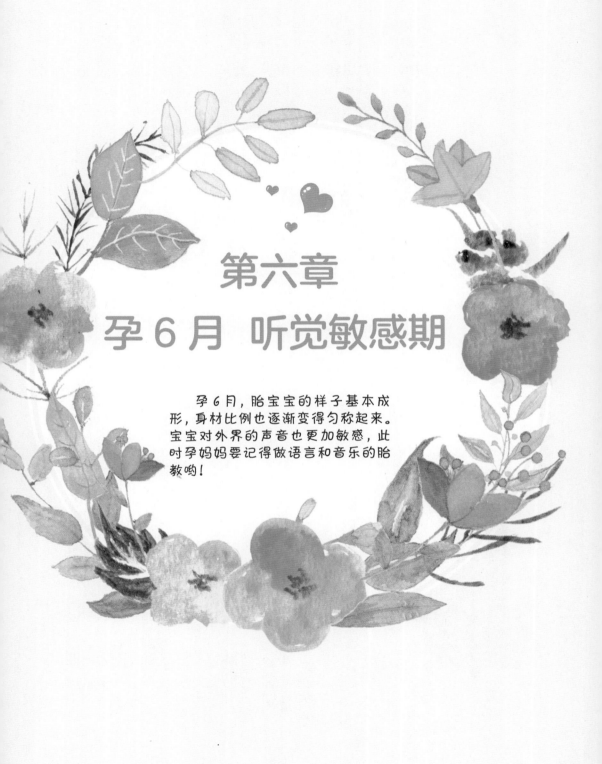

第六章
孕6月 听觉敏感期

　　孕6月，胎宝宝的样子基本成形，身材比例也逐渐变得匀称起来。宝宝对外界的声音也更加敏感，此时孕妈妈要记得做语言和音乐的胎教哟！

孕妈妈：腹部变圆了

到了这个月份，孕妈妈肚子会明显增大，宫高达到 20 厘米左右，行走会有很多不便。

随着胎宝宝渐渐长大，逐渐撑满同时变大的子宫，就使孕妈妈其他内脏受到子宫的压迫，易挤压到胃，建议少食多餐，孕妈妈还可能感到喘不上气，可适量运动。

孕妈妈体重不断增加，导致背部酸痛、便秘、水肿等问题越来越严重。在身体能承受的情况下，可适当做些脊柱伸展、骨盆联动及肌肉力量的增强运动，对于缓解孕期肩颈腰背酸痛和预防产后腰痛都有很好的效果。

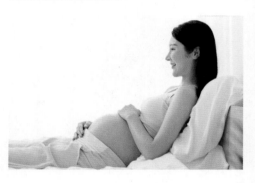

准爸爸必修课

■ 为妻子剪脚指甲、系鞋带等，在生活细节上给予帮助和关怀。

■ 陪妻子散步，帮妻子轻缓地按摩腿部和水肿的地方。

■ 每天带着舒畅的心情回到家里，尽量多抽出时间来陪伴妻子。

■ 给胎宝宝做胎教，可以在孕妈妈肚子旁边朗读诗歌、优美的散文、唱歌等。

■ 为了使妻子营养摄入均衡，准爸爸不妨和妻子商量买一种适合孕期吃的、以前不常吃的菜，并亲手学着做。

胎宝宝可爱的模样

第 21 周 指甲、嘴唇完全长好

　　胎宝宝身长 18 厘米左右，体重约 290 克，指甲、嘴唇已经完全长好，牙床下坚固组织中已出现犬齿和臼齿。如果听到外界声音非常大，他会从睡梦中醒来，如听到喜欢的音乐，也会做出反应。

第 22 周 体重大幅增加

　　本周胎宝宝的眉毛和眼睑已清晰可辨，体重开始大幅度地增加，皮下脂肪开始积蓄，但皮肤依然是皱巴巴的、红红的。清醒的时间越来越长，喜欢听外界的声音。

第 23 周 视网膜形成

　　本周胎宝宝身长大概有 20 厘米，体重约 450 克；肺部组织和血管正在发育，为出生后的呼吸做好准备；视网膜也已形成，具备了微弱的视觉，会对外界光源做出反应。

第 24 周 身体比例匀称

　　本周胎宝宝身长约 26 厘米，体重也接近 500 克，皮下脂肪已经出现，但其增长速度还赶不上皮肤的增长速度，因此看起来还是皱皱的。身体的比例开始变得更加匀称，听到声音可能会踢孕妈妈的肚子。

为顺产做的准备

保持科学的饮食习惯是孕妈妈顺利分娩出一个健康可爱的宝宝的前提条件。

无须额外进补

传统观念里，孕期要额外进补几乎是"常识"，市场上针对孕妈妈的各种补品琳琅满目，商家宣传这些补品时更多地利用了孕妈妈对胎宝宝的疼爱和处于孕期的担忧心理。这些进补的说法也通常缺乏科学依据，并不能起到对胎宝宝发育十分有利的作用，有些甚至有害。医生不会建议孕妈妈去吃燕窝、阿胶、人参、珍珠粉、蜂王浆等补品。

餐餐大鱼大肉，摄入过多荤食会造成整个孕期体重不好控制，增加妊娠高血糖和高血压风险，也为后期胎宝宝过大、生产不顺利埋下隐患。如果长期饮食结构单一，只吃两三种或几种食物，也会造成营养失调，身体缺乏某些营养素，同样对胎宝宝发育不利。

警惕"隐形的酒"

怀孕期间是绝对禁止饮酒的，因为酒精容易导致胎宝宝大脑或神经系统异常。还会导致孕妈妈产生酒精中毒综合征，同时也会影响身体对维生素和叶酸的吸收，影响到胎宝宝的发育。

有的食物本身不含酒精，但是在制作过程中用食用酒精作为添加剂，以保持口感的松软，比如蛋黄派、蛋糕和一些甜食。

常见的可含酒精食品、药品及日用品

品类	常见的可含酒精食品、药品及日用品
零食类	阿胶制品、蛋黄派、酒心巧克力、提拉米苏、瑞士卷、朗姆酒味冰激凌等
饮品类	红酒、米酒等
菜品类	豆腐乳、料酒、酒酿圆子、醉蟹、酒糟鱼、啤酒鸭等
药品	藿香正气水、正骨水、止咳糖浆等
日用品	口腔清新剂、漱口水、空气清新剂、香水等

忌生食或吃未熟透的食物

海鲜味道鲜美，还含有丰富的不饱和脂肪酸，有很多孕妈妈比较喜欢吃海鲜。

但是生的或半生的海鲜中往往含有很多寄生虫和细菌，如弓形虫、沙门氏菌等，而孕妈妈恰处于身体抵抗力不那么强的时期，容易生病，而孕期又不可用药，将会非常麻烦，因此孕妈妈吃海鲜一定要做熟再吃。

同理，生活中常见其他的未煮熟的食物也应忌食，如未煮熟的牛排、溏心蛋等。

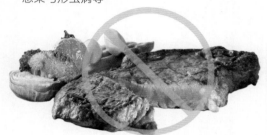

食用未全熟的牛排可能会导致孕妈妈感染弓形虫病等

吃甜食过多，当心妊娠阴道炎

很多孕妈妈喜欢吃甜食，各种美味的糖果、糕点等吃到停不下来，还有孕妈妈喜欢喝一些含糖量高的饮品，如奶茶、碳酸饮料等。

甜食能使人心情快乐，但是，摄入过多糖分会导致血糖或尿糖偏高，阴道内糖原增加，酸度增高，使酵母菌大量繁殖，给致病菌的繁殖创造有利的环境，极易导致阴道炎的发生。而孕期阴道炎会引发胎膜早破、早产等危险，因此要格外注意。

另外，孕期激素水平变化会导致阴道分泌物增加，需要特别注意贴身衣物的卫生和清洁；勤洗澡；不使用刺激性的洗剂清洗私处，以免破坏阴道内的免疫类的菌群；同时，孕妈妈在日常生活中要做好私处健康防护。

孕妈妈应少吃一些甜食，甜食里糖分和脂肪含量较高

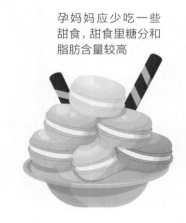

为自然分娩热身

背部及坐立关节运动

本套动作分为3组，侧伸展脊背、活动脚踝及腿部扭转。孕期常做这套动作，适度地舒展身体关节，有利于增进孕妈妈血液循环，缓解腰背部的不适感及身体水肿、腿部抽筋的情况。

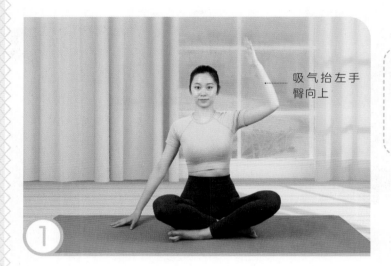

吸气抬左手臂向上

盘腿自然坐下，双臂放于体侧，吸气抬左手臂向上。

呼气，双肩放松，左臂朝右侧伸展，眼睛看向天花板。换反侧练习。

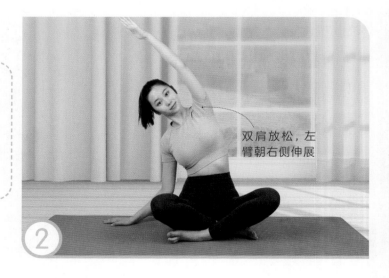

双肩放松，左臂朝右侧伸展

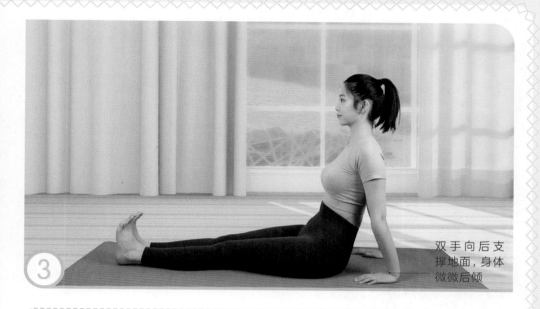

双手向后支撑地面，身体微微后倾

坐姿准备，双手向后支撑地面，身体微微后倾。吸气，两脚尖勾脚向上，呼气，两脚尖向下。

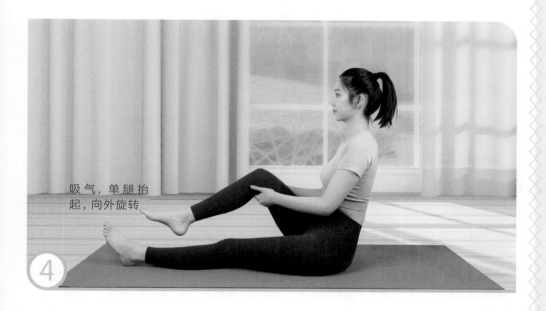

吸气，单腿抬起，向外旋转

吸气，单腿抬起，向外旋转，呼气，腿缓慢放下。两腿交替进行。

分娩课堂

自然分娩对孕妈妈和胎宝宝都有益，通常选择分娩方式的原则是"能生就生，不能就剖"。只需要胎宝宝发育正常、胎位正常、孕妈妈骨盆发育正常、身体状况良好，靠子宫阵发的有节律收缩将胎宝宝推出体外就可以自然分娩。

自然分娩对妈妈的好处

自然分娩是符合生物自然规律的分娩方式。具有损伤小、出血少、产后身体恢复快的优点。自然分娩完当天就能下床走动，还能避免宫腔手术操作可能带来的感染等产后并发症。一般 3 天后就可以出院，花费也较少。产后可立即进食，并能及早照看宝宝。

顺产可调节体内激素，初乳分泌得更快，宝宝可迅速吃到母乳。顺产的妈妈今后再次生产时顺产的概率更大一些。

自然分娩对宝宝的好处

顺产时子宫有节律地收缩，使胎宝宝胸部受到压缩与扩张，有利于胎宝宝肺部的活动和出生后呼吸的建立。同时呼吸道内的黏液和羊水都被排挤出来，使新生儿湿肺以及急性呼吸窘迫综合征的发生风险明显下降，也更利于以后的生长发育。

顺产时宝宝在产道内受到痛觉、味觉和触觉的锻炼，可有效促进其前庭功能和大脑的发育，对宝宝将来性格和运动能力的培养都有好处。

大龄产妇能否顺产

大龄孕妈妈同样有顺产的可能，前提是孕期需注意运动、合理饮食、定期产检、控制体重等。产前要测量一下骨盆，医学理论上认为，孕妈妈的中骨盆直径在 9.8 厘米以上，分娩就不会有问题，小于 9.2 厘米自然分娩的概率就比较小。大龄孕妈妈发生妊娠高血压综合征的概率增高，孕期要按时产检，并监测血压，当孕期血压高于 130/90 毫米汞柱（1 毫米汞柱 ≈ 133 帕）以上，就应到产科咨询。

身材瘦小能否顺产

　　能否自然分娩与体型瘦小或高大无关，能否顺产的决定因素是骨盆、胎宝宝大小及胎位、产力条件好不好等。个子小不代表骨盆条件不好，许多身高不足 1.60 米的女性，臀部宽，呈典型的女性骨盆，盆腔呈桶状，宽而浅，骨质薄，内径大，胎宝宝很容易通过。个子小的孕妈妈只要在孕期合理饮食，并保持适量运动，使宝宝不长成巨大胎儿，胎位比较正的情况下，一般是可以顺产的。

自然分娩的因素

　　现在国内剖宫产比例很高的一个重要原因是孕妈妈心理上对自然分娩的疼痛有恐惧心理。影响自然分娩的 4 个因素——产力、产道、胎宝宝的体重、孕妈妈的意愿，这 4 个因素缺一不可，其中产力与生理上的子宫收缩力等有关，也与孕妈妈的精神因素息息相关。产力就是那股把胎宝宝和附属物娩出体外的力量，这股力量的来源是子宫收缩、腹肌和盆底肌肉，而最关键的是子宫收缩的力量。产道就是胎宝宝娩出时通过的那条通道，包括骨产道和软产道，也就是骨盆和子宫下段、宫颈、阴道、外阴和盆底组织。胎宝宝因素则主要是胎宝宝双顶径大小及胎位等。

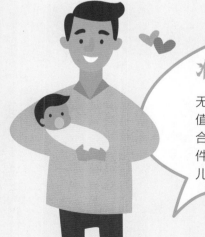

准爸爸为顺产助力

无论妻子倾向于顺产还是剖宫产，她的付出都值得被尊重。顺产有一定的优势，但是经过综合的、全面的评估后，医生提出不具备顺产条件的情况下，就需要听从医生安排，选择对妻儿最有利的分娩方式。

营养均衡食谱推荐

松仁玉米粒

原料：鲜玉米粒150克，松仁50克，胡萝卜、豌豆、葱花、盐、白糖、水淀粉各适量。

做法：

①胡萝卜洗净，切丁；锅中放油烧热，放入葱花煸香，放入鲜玉米粒翻炒至熟。

②加盐、白糖调味，加松仁、胡萝卜丁、豌豆翻炒，出锅前用水淀粉勾芡即可。

营养功效：松仁含有丰富的不饱和脂肪酸等，对胎宝宝的大脑发育有益；玉米含有丰富的膳食纤维，可以帮助缓解孕妈妈孕期便秘的情况。

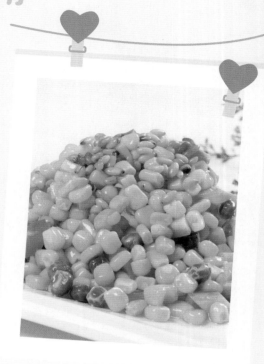

奶酪蛋汤

原料：奶酪1块，鸡蛋1个，西芹、胡萝卜各50克，高汤、面粉各适量。

做法：

①西芹、胡萝卜洗净，切丁，焯熟。

②将奶酪和鸡蛋打散，加入面粉，搅拌成蛋糊。

③高汤烧开，淋入调好的蛋糊，撒上西芹丁、胡萝卜丁点缀即可。

营养功效：奶酪是补钙佳品，非常适合孕期食用。

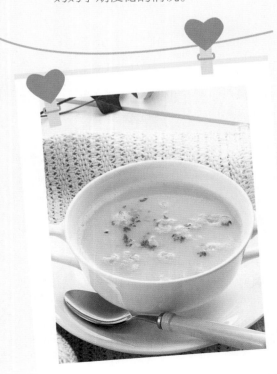

海带猪蹄汤

原料： 猪蹄 1 个，黄豆 30 克，海带 50 克，葱段、姜片、盐各适量。

做法：

①黄豆、海带洗净，泡发；猪蹄处理干净，切块。

②锅内倒水，下入猪蹄焯水，捞出，沥干水分。

③砂锅置于火上，放入海带、葱段、姜片、黄豆、猪蹄，大火煮开后转小火煲煮 2 小时，出锅前放适量盐调味即可。

营养功效： 猪蹄含有丰富的胶原蛋白，有助于补充蛋白质，也可预防妊娠纹的发生。海带则是孕期补碘佳品。

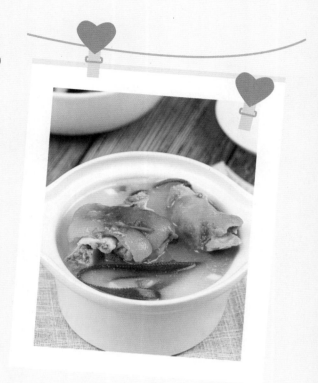

清炒荷兰豆

原料： 荷兰豆 200 克，花椒、葱花、蒜末、盐、酱油各适量。

做法：

①荷兰豆洗净，去老筋，开水充分地焯烫，沥干水分。

②锅中放油，油热后放入花椒、葱花、蒜末爆香，加入荷兰豆炒至变软后，放入少许盐，翻炒均匀即可。

营养功效： 荷兰豆含有丰富的维生素，其含有的特殊营养物质有增强人体新陈代谢的作用。

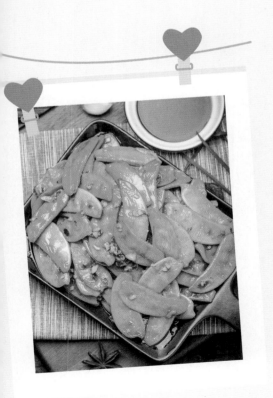

鸡肝粥

原料： 鸡肝 100 克，大米 50 克，葱丝、姜末、盐各适量。

做法：

①鸡肝洗净，切片；大米洗净。

②大米放入锅中，加清水适量，大火煮沸后转小火煮至八成熟，然后将鸡肝放入一同煮至黏稠。

③待熟之时加入葱丝、姜末、盐，再次煮沸即可。

营养功效： 动物的肝脏含有丰富的铁元素，孕妈妈适量吃一些可有效补充身体所需的铁元素，预防缺铁性贫血。

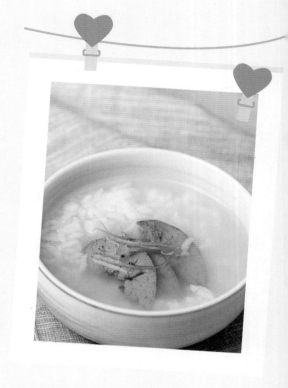

香菇芋头饭

原料： 大米 50 克，芋头 100 克，鲜香菇 30 克，盐适量。

做法：

①大米洗净；芋头洗净，去皮，切小块；香菇洗净，去蒂，切片。

②将所有食材放入电饭煲中，加入适量的水和盐拌匀，电饭煲选择煮饭模式煮熟即可。

营养功效： 芋头含丰富的蛋白质、维生素以及膳食纤维等，孕妈妈可以替代部分主食食用。

鲜香西葫芦

原料： 西葫芦 200 克，虾皮 10 克，盐、葱花各适量。

做法：

①西葫芦洗净，切成片；虾皮用温水冲洗一下。

②锅中倒油烧热后，煸香葱花，将西葫芦片倒入锅中。

③翻炒至西葫芦熟，加虾皮、盐调味即可。

营养功效： 西葫芦有清热除烦、利水的作用，对孕期水肿有一定缓解的作用。

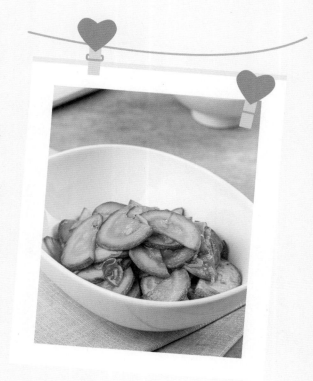

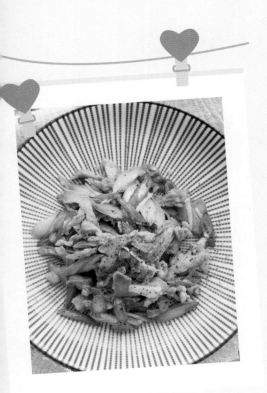

芦笋炒肉

原料： 芦笋 200 克，猪瘦肉 100 克，红椒 50 克，盐、胡椒粉各适量。

做法：

①猪瘦肉洗净后，切片，用盐腌制；芦笋洗净，切段；红椒洗净，去子，切片。

②锅中倒油，油热后，放入备好的瘦肉片，炒至变色。

③加入芦笋段和红椒片翻炒均匀至熟，加少许盐、胡椒粉调味即可。

营养功效： 芦笋可以增进食欲、促进消化，它所含的膳食纤维能够促进胃肠蠕动，帮助缓解孕期便秘的症状。

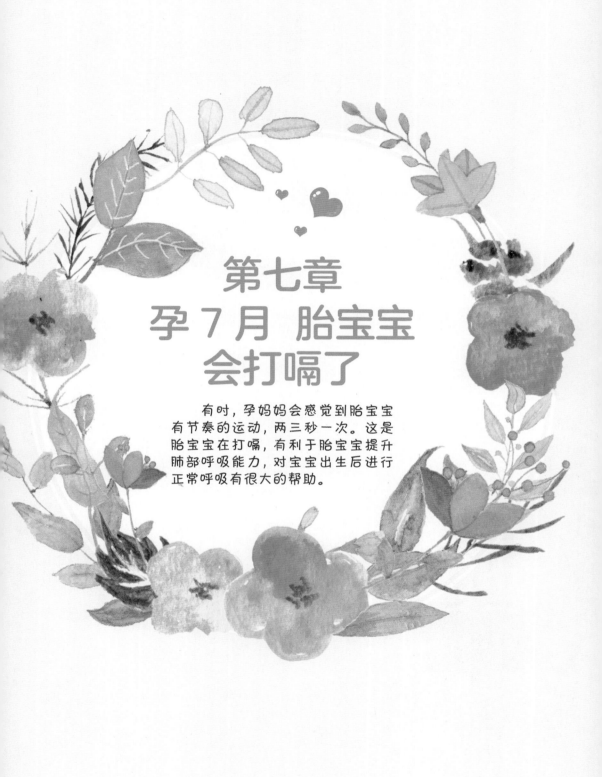

第七章
孕7月 胎宝宝
会打嗝了

有时，孕妈妈会感觉到胎宝宝有节奏的运动，两三秒一次。这是胎宝宝在打嗝，有利于胎宝宝提升肺部呼吸能力，对宝宝出生后进行正常呼吸有很大的帮助。

孕妈妈：甜蜜的烦恼

孕妈妈经历了忐忑不安的孕早期和相对平稳的孕中期，即将迎来孕晚期，孕妈妈也更辛苦了。

胎宝宝的认知能力变得强大，孕妈妈和准爸爸别忘了坚持进行胎教哦！胎宝宝迎来第 2 次大脑发育的高峰期，孕妈妈可以适量吃一些芝麻和核桃。

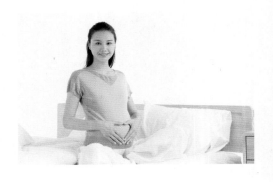

随着子宫的增大，孕妈妈身体不舒服的情况也慢慢增多了，更加容易疲倦，腰腿疼痛的情况也会更明显，有的孕妈妈可能还会出现妊娠纹和妊娠斑。

准爸爸必修课

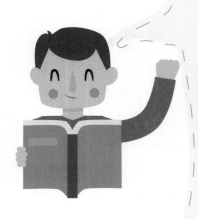

- 帮妻子轻缓地按摩四肢浮肿部位。

- 同妻子一起学习拉玛泽呼吸法，掌握呼吸原理。

- 做清淡可口的餐食并和妻子一起吃。

- 为妻子的椅子后背加一个柔软的靠垫帮助她缓解疼痛。

- 把常用物品尽量放在方便孕妈妈拿取的位置。

- 可以用手电筒遮一点光，对宝宝进行光照胎教，留意宝宝对光照的反应。

- 孕晚期需要禁止性生活，以免造成早破水引发早产。

胎宝宝可爱的模样

第 25 周 脑神经发育高峰期

胎宝宝体重 600 克左右，子宫对他来说不再是"大房子"了。皮肤比上周舒展很多，也变得饱满了。味蕾继续发育，已经可以品尝到味道。大脑神经发育又一次进入了高峰期。

第 26 周 睡眠变得规律

胎宝宝全身依然覆盖着细细的绒毛，皮下脂肪已经出现；胎宝宝对声音更加敏感；睡眠也变得规律了；可以睁开眼睛，视觉神经开始工作，当孕妈妈用手电筒照腹部时，胎宝宝会把头转向光亮的地方。

第 27 周 可以睁开眼睛了

本周胎宝宝身长 38 厘米左右，体重也接近 900 克了；大脑活动异常活跃，脑组织快速增长；睡眠也变得非常规律。孕妈妈有时会感到胎宝宝在做一些有节奏的运动，这是胎宝宝在打嗝。

第 28 周 活动次数变少

本周胎宝宝的体重增加到 1 千克左右，脂肪继续积累，他几乎充满了整个子宫。因为空间有限，活动次数变少了；胎宝宝正在努力地练习呼吸，但他的肺叶还没有发育完全。

为顺产做的准备

孕激素的变化会给孕妈妈的生活带来很大的不便，因此就更加需要注重日常护理。

保持良好生活作息

为了给顺产储备充足的精力与体力，孕妈妈应养成良好的生活作息习惯。孕妈妈应保证每天晚上至少在 10 点前就寝，睡足 8~9 小时。尤其是晚上 11 点到次日凌晨 4 点这段时间内，一定要保证最佳的睡眠质量。

晚上是胎宝宝生长发育特别旺盛的时期，如果长期晚睡或者熬夜，生物钟颠倒，就会导致内分泌失调，影响新陈代谢，对胎宝宝的发育产生不利的影响。好的生活作息习惯一定要在孕早期养成，孕中、晚期也都需要继续保持。

良好的睡眠能缓解孕期疲劳，睡眠时脑垂体还会分泌生长激素，有助于胎宝宝生长发育，另外，良好的作息习惯还有利于孕妈妈在产后恢复身材。

预防妊娠糖尿病

妊娠糖尿病的典型症状是"三多一少"，即多饮、多食、多尿、少体重，另外孕妈妈可能还伴随有皮肤瘙痒、妇科炎症反复发作等症状。妊娠糖尿病的危害很大，直接影响就是导致难产的概率增加。因此，孕妈妈需特别注意饮食的控制和保持合理的运动，一般在孕 24~28 周进行糖筛检查。

孕妈妈需要保持健康而均衡的饮食习惯，多吃低脂肪、低热量、高纤维、高蛋白的食物。传统的饮食习惯，日常膳食以米饭、白粥、白面馒头等为主，认为健康就是多吃蔬菜，少吃肉。其实并不是这样，精米白面的营养成分单一，以碳水化合物为主，含糖量高，并不能为人体提供全面的营养。吃午餐和晚餐时，不要一开始就吃主食，可以先吃些蔬菜和肉，不那么饿的时候再吃主食，以避免饥饿的状态下摄入主食过多。

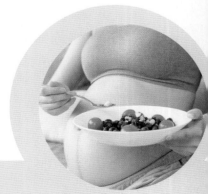

缓解水肿可以这么做

妊娠期水肿是由于随着孕妈妈子宫的增大,静脉回流受到压迫以及身体水分增加等原因引起的,很多孕妈妈在孕期都会有手脚浮肿,浮肿会引起疼痛,严重的水肿甚至会用手轻轻一按就出现一个坑的现象,非常痛苦。孕妈妈缓解水肿可以这么做。

1. 卧床时,将脚部垫高,促进血液回流;坐位时,不要跷二郎腿,要常常伸展腿部,动动脚跟、脚趾、旋转脚踝关节,伸展小腿肌肉。

2. 控制盐的摄入,每天盐分的摄入不超过 5 克,如果浮肿情况较严重,需要再适量减少。

3. 可以吃一些冬瓜、西瓜、鸭肉等利水消肿的食物。

4. 不要穿过紧的裤子及袜子,以免影响血液回流。

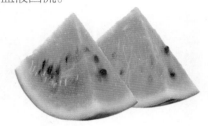

乳房的护理

整个孕期,孕妈妈两侧的乳房会分别增重大约 900 克,应根据孕期不同阶段调整文胸的尺码使罩杯合适,合适的文胸尺码利于乳房的支撑,可以减少重力对乳房韧带的牵拉。孕妈妈选购文胸时可以选择无钢圈、纯棉材质的,孕期不必过于追求挺拔身姿,应以舒适、利于健康为宜。

有乳头凹陷现象的孕妈妈,可以在每天中午和下午分两次为自己做乳头修整的工作,可以用拇指和食指在乳晕上沿着正上、正下的方向,轻柔地按压乳房,使乳头尽量凸出。注意一定不要用拇指和食指捏乳头,这样会使它更加凹陷。

还可使用乳头霜,轻缓地进行乳头按摩,使乳头能够适应外部的刺激,可以预防因哺乳而造成的乳头皲裂等疾病。乳头护理还可以纠正乳头凹陷,避免宝宝因为含不住乳头而影响母乳喂养。孕期应避免过度清洗乳头,乳头受到刺激会引发宫缩。

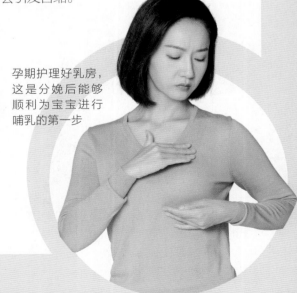

孕期护理好乳房,这是分娩后能够顺利为宝宝进行哺乳的第一步

为自然分娩热身

坐骨及盆底肌运动

孕晚期可以开始有针对性地进行骨盆和盆底肌的锻炼了，能很大程度上协助孕妈妈在生产时使用有效的力量生出宝宝。产后也可继续锻炼，防止漏尿等产后反应。

同样，做本组动作时，需要量力而行，动作更需缓慢、适度。

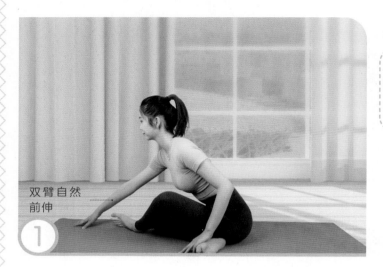

双腿交叉，双臂自然前伸，吸气把脊背拉长。

双臂自然前伸

①

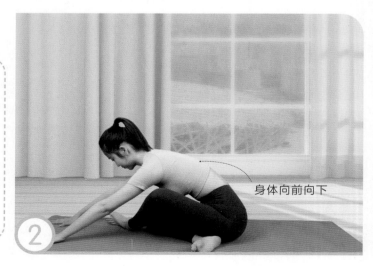

吐气身体向前向下，感受坐骨的伸展和拉伸。吸气收回，吐气交换。左右交替做10~20次，早晚各1次。

身体向前向下

②

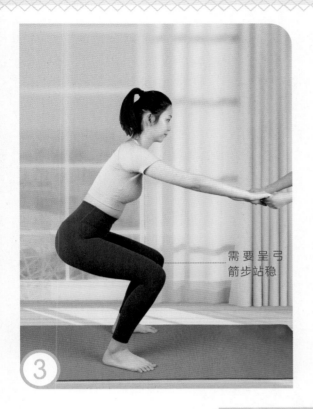

需要呈弓箭步站稳

③

他人辅助做，对方需要呈弓箭步站稳，孕妈妈与对方处于合适的距离，保持蹲下去的姿势。

吸气下蹲，呼气站起，全程保持身体平衡。

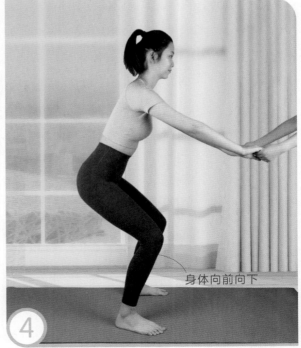

身体向前向下

④

分娩课堂

医学上把顺产的疼痛定义为 10 级疼痛，就是近似于劈开中指的疼痛。而且如果是初产妇，阴道还难免会有损伤，甚至要受侧切之苦。"十月怀胎，一朝分娩"，孕妈妈可以为减轻分娩时的疼痛做些什么呢？

准备充分，就能不怕痛

孕妈妈通过自身的努力可以有效减轻顺产的阵痛。专业的镇痛呼吸方法可以有效地减轻分娩时宫缩的疼痛。平时坚持合理的饮食和规律的作息习惯可控制体重增长，将宝宝体重控制在 3250 克以内，可以更容易顺产。而孕期坚持锻炼，做一些孕妇瑜伽和助产操的锻炼，可以使分娩过程中疼痛减轻。另外，随着科技的进步，无痛分娩也是一种非常有效的减轻顺产分娩痛苦的方法。

不紧张，拉玛泽呼吸法

拉玛泽呼吸法是一种助产法，通过调节呼吸、做助产操来放松心情，使孕妈妈将注意力转移到对呼吸的控制上，从而达到放松肌肉，减轻临产宫缩阵痛的作用，因此它也被称为"心理预防式的分娩准备法"（详细步骤见 P161）。

孕妈妈可以从孕 7 月开始练习，通过神经肌肉控制、产前体操及呼吸技巧的练习形成肌肉记忆。临产宫缩来临的时候，就可以从容应对自然分娩这件事了。

轻松饮食，预防妊娠并发症

孕 7 月是妊娠高血压和妊娠糖尿病的高发期。孕妈妈需要注意不要过多摄入高脂肪、高糖、高盐的食物，保证不饱和脂肪酸、优质蛋白质、钙、铁及维生素等营养素的摄入。

形成良好的饮食结构和生活习惯。孕期要合理控制总热量的摄入。孕中、后期每天每千克体重按 25-35 千卡热量计算，并根据血糖、尿糖等情况随时调整饮食。

正确认识疼痛

分娩的疼痛并不是持续性的疼痛，而是间歇性的阵痛。每次疼痛后都有给产妇一定的缓冲期。分娩是妇女特有的生理过程，正所谓"瓜熟蒂落"，女性的分娩能力是与生俱来的，并且是大多数产妇都可以承受的，所以不要把分娩看得太可怕。

分娩时子宫收缩会引起阵痛，这是自然现象，对宝宝健康有好处，并且对自身没有副作用。这与疾病、受伤所带来的疼痛有本质上的区别。高度紧张、过多的恐惧和焦虑对产程的顺利进行没有益处，反而徒增痛苦。

你是个优秀的孕妈妈

有些孕妈妈因生理和心理的原因，会变得充满焦虑、烦躁、情绪不稳定，严重者甚至导致长期失眠。有的是过分焦虑胎宝宝的健康、性别或焦虑自己的职业生涯或家庭经济压力，虽然担心的缘由各有不同，但你可能需要预防产前焦虑症了。

增强自信心是治愈产前焦虑症的必要先决条件。可以通过外形的改变开始，孕妈妈可以在一些生活细节上做些改变，可以穿漂亮的、喜欢的孕妇装，每天早上给自己做一个精致一些的发型，稍微打扮一下自己。

提前看看分娩的相关书籍，系统地了解一下分娩的过程和注意事项，也是个可以避免产前焦虑的方法。

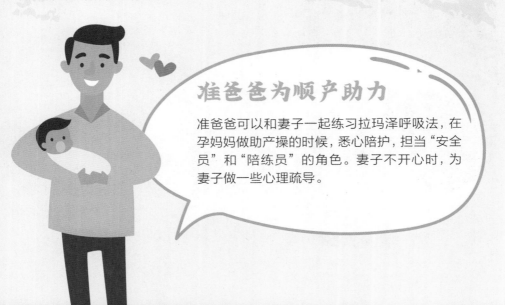

准爸爸为顺产助力

准爸爸可以和妻子一起练习拉玛泽呼吸法，在孕妈妈做助产操的时候，悉心陪护，担当"安全员"和"陪练员"的角色。妻子不开心时，为妻子做一些心理疏导。

营养均衡食谱推荐

粉蒸排骨

原料： 排骨 500 克，蒜末、米粉、老抽、白糖、盐各适量。

做法：

①排骨洗净，剁成段。

②将老抽、蒜末、白糖、盐抹到排骨段上，腌制 30 分钟。

③将排骨段均匀裹上米粉。

④取蒸笼，将排骨段铺上，大火蒸 30 分钟即可。

营养功效： 排骨富含优质蛋白质、脂肪、多种维生素等，具有滋阴、补血的功效，孕期吃一些排骨对胎宝宝的发育有利。

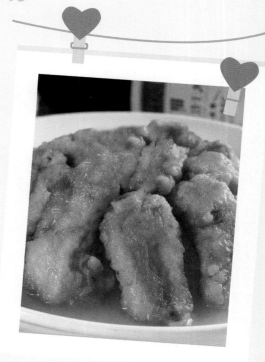

红枣乌鸡汤

原料： 乌鸡 1 只，红枣 6 个，枸杞子、姜丝、盐各适量。

做法：

①乌鸡收拾干净，切成块。

②锅内放入乌鸡块、红枣、枸杞子、姜丝，加入适量清水，大火煮沸后转小火煮 1 小时。

③出锅前加入盐调味即可。

营养功效： 乌鸡肉中的铁和锌等矿物质较容易被人体吸收，孕妈妈常吃些乌鸡肉，可以有效预防缺铁性贫血。

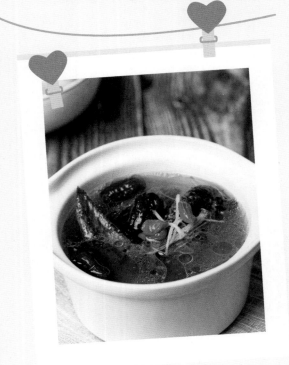

烤红薯片

原料: 红薯 2 个。

做法:

①红薯洗净,切成大片。

②烤箱 180℃预热 15 分钟。

③将红薯片放入烤盘,烤 20 分钟即可。

营养功效: 红薯能补充丰富的膳食纤维,增强人体的新陈代谢。孕妈妈可以把它当成两餐之间的小点心,低糖、高纤,美味又健康。

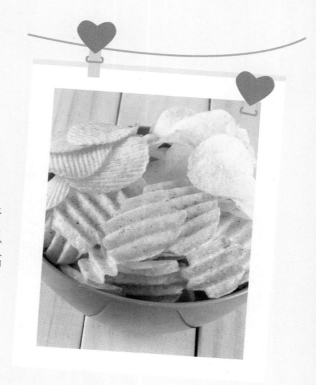

窝窝头

原料: 玉米面 150 克,黄豆面 100 克,泡打粉适量。

做法:

①将玉米面和黄豆面混合,加入温水,边加边搅动,直至和成软硬适中的面团。

②将面团分成大小相同的剂子,捏成空心的圆锥状。

③把窝窝头放入蒸锅中,上气儿后继续蒸 10 分钟即可。

营养功效: 杂粮制品可以代替部分主食,丰富膳食种类。

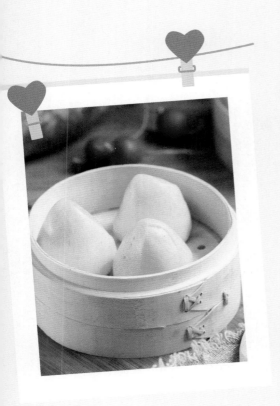

海带豆腐汤

原料： 海带 50 克，豆腐 200 克，盐、蒜末、姜丝、香油、胡椒粉各适量。

做法：

①将海带洗净，切丝；豆腐切块。

②起锅热油，爆香蒜末、姜丝，放入海带丝，翻炒 2 分钟后，锅中加入清水。烧开后，放入豆腐块，大火焖煮 2 分钟。

③出锅前加入胡椒粉、盐，再滴入香油搅拌均匀即可。

营养功效： 可改善孕期抽筋、关节痛、乏力等症状。

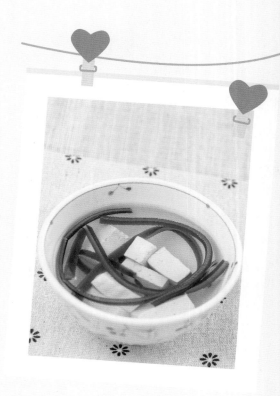

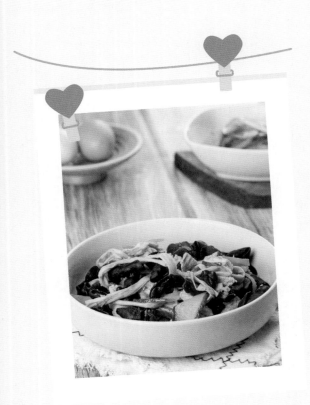

木须肉

原料： 猪里脊肉 200 克，鸡蛋 2 个，黄花菜、木耳、黄瓜、胡萝卜、蒜末、姜丝、酱油、盐各适量。

做法：

①黄花菜、木耳泡发，洗净，焯熟；黄瓜、胡萝卜洗净，切片；猪里脊肉切片。

②鸡蛋加入少量的盐，打散，炒成块状。

③起锅热油，加入蒜末、姜丝爆香，再放入猪里脊肉片，变色后放入黄花菜、木耳、黄瓜片、胡萝卜片和鸡蛋炒熟即可。

营养功效： 肉类、蛋类、多种蔬菜搭配，使孕妈妈各种营养的摄入非常均衡。

韭菜炒豆芽

原料：韭菜 150 克，绿豆芽 100 克，盐、蒜末、花椒各适量。

做法：

①韭菜洗净，切段；绿豆芽洗净备用。

②锅中放油，油热后，放入蒜末和花椒爆香，放入绿豆芽，大火翻炒出水。

③再放入韭菜段，加点盐，翻炒 1 分钟即可出锅。

营养功效：韭菜与绿豆芽搭配食用，可加速体内脂肪代谢，改善孕妈妈便秘的症状，同时有利于控制体重。

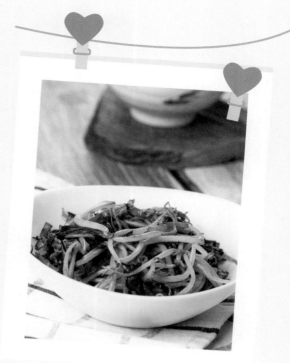

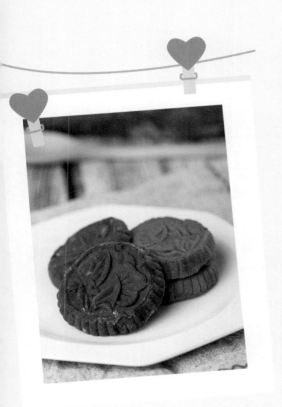

紫薯山药糕

原料：紫薯、山药各 200 克。

做法：

①紫薯和山药分别洗净，去皮，切片，用蒸锅蒸熟。

②将蒸好的紫薯和山药混合，压成泥状并揉成面团。

③将面团分成相同大小的剂子，放进模具中压成花形糕点。

营养功效：紫薯富含赖氨酸和锰、钾、锌等矿物质，同时还富含花青素，可以帮助孕妈妈改善肠胃疾病、缓解疲劳。

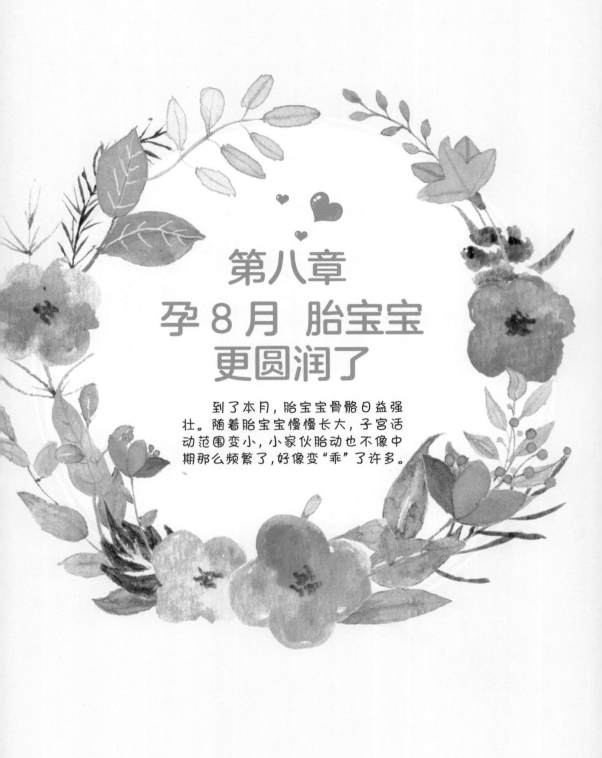

第八章
孕8月 胎宝宝
更圆润了

到了本月，胎宝宝骨骼日益强壮。随着胎宝宝慢慢长大，子宫活动范围变小，小家伙胎动也不像中期那么频繁了，好像变"乖"了许多。

孕妈妈：挺起肚子来

进入孕 8 月，很多孕妈妈感觉身体越来越笨拙了，低头都看不到脚了，走路更需要小心，不能慌张。进入孕晚期，肝、肾、心脏负担加重，更容易感到疲倦，孕妈妈最好不要出门远行。

胃痛、失眠、腰酸背痛依然困扰着孕妈妈，孕妈妈增大的子宫不断刺激肋骨下缘，可能导致肋骨钝痛，孕妈妈睡觉时可以采取左侧卧位。很多孕妈妈都在孕晚期出现了腿部水肿问题，适当走走可以缓解水肿，因此，孕妈妈要规律性地适度活动，才有利于健康。

孕妈妈应更加注重对胎儿的日常监测，包括体重监测、胎心监护等，感觉有腹痛或者胎动异常时，可以用自备的胎心监测仪检查或去医院检查，多注意休息和保持情绪的平稳。

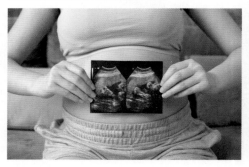

准爸爸必修课

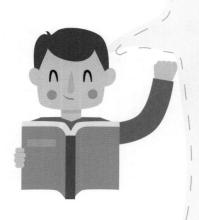

■ 了解分娩时需要哪些物品，帮助妻子准备好待产包。

■ 和妻子商量月子期间谁来照顾的问题，充分尊重妻子的意见，给予支持。

■ 购买月子护理及新生儿护理书籍，学习科学护理知识，避免孩子出生后手忙脚乱。

■ 陪伴妻子一起做使她放松的事情，一起愉悦地迎接宝宝的到来。

■ 顺产可以打无痛针，不会对胎宝宝造成不利的影响。每一位准爸爸都需要提前了解无痛针的情况，在妻子有意愿时予以支持。

胎宝宝可爱的模样

第 29 周 更圆润了

本周胎宝宝体重 1.3 千克左右，身长大约有 43 厘米，皮下脂肪积蓄，看起来更圆润了一些。胎宝宝的大脑仍持续快速发育，生殖系统发育也接近完成。

第 30 周 皮肤皱纹减少了

胎宝宝正进行着囤积脂肪的工作，皮下脂肪不断被"充实"。大脑持续迅速发育，脑细胞和神经系统已经发达到一定程度。眼睑开闭更加自由、熟练。

第 31 周 头身比例更合理

胎宝宝的体重 1.8 千克左右，皮下脂肪更加丰富，皮肤上的皱纹变少了；身体和四肢继续长大，头部和身体的比例更加合理。各个器官继续发育完善。

第 32 周 肺和肠胃功能接近成熟

胎宝宝体重可达 2 千克，皮肤变得粉嫩而光滑。肺和肠胃功能接近成熟，已具备呼吸能力，并能分泌消化液。脚指甲也全部长出来了。

为顺产做的准备

自然分娩难免需要经历一些阵痛，可以通过哪些方法来减轻呢？

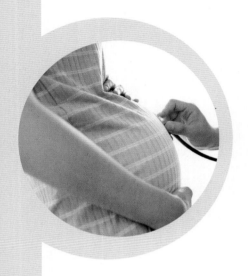

无痛分娩好处多

无痛分娩是在孕产妇腰部使用麻醉药物的一种分娩镇痛方式，能使分娩时的疼痛大大减轻。有助于减少分娩时的恐惧和产后的疲倦，使孕妈妈在第一产程得到休息，宫口全开时，有足够的体力来完成分娩。

无痛分娩在国外有100多年的历史，是一项简单、易行、安全、成熟的技术，得到了中国麻醉学专家的共识和认可，也正在逐渐被孕妈妈们接受。

无痛分娩针会对胎宝宝不利吗

实行无痛分娩以维护母亲和胎宝宝安全为最高原则，其麻醉药物的剂量是剖宫产的5%~10%，浓度也比较低，经由胎盘吸收的药物量微乎其微，对胎宝宝并无不良影响。

理想的无痛分娩必须具备以下特征：对母婴影响小；易于给药，起效快、作用可靠；避免运动神经阻滞，不影响宫缩和产程运动；产妇清醒，可以参与生产过程；必要时可满足手术需求。

如果产妇背部有感染现象则不适合打无痛分娩针，因为镇痛的药物是从背部向腰椎注射，另外凝血功能异常、有中枢性疾病、合并盆骨狭窄、宫缩异常、产前出血等不符合顺产指征的产妇也不适合打无痛分娩针。

呼吸镇痛法

如果不想选择无痛分娩，可以选择呼吸法镇痛，也叫拉玛泽呼吸镇痛法，它是通过对神经指令肌肉控制运动、放松、产前体操及呼吸技巧的训练。能使产妇在分娩时将注意力集中在对呼吸的控制上，缓解产痛，并协助分娩用力。

孕妈妈可以随着产程的进展、宫缩的变化，来调整呼吸的方式及速度，使得宫缩频率和呼吸频率相一致。当宫缩加强、间隔缩短时，产妇的呼吸速度要相应变快，呼吸深度要相应变浅。

这个呼吸法的训练，可以在孕期就开始进行。

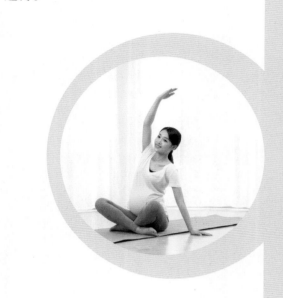

助产操的练习

孕妈妈身体状况允许时，在医生或专业的孕产瑜伽教练的指导下，怀孕中期就可以每天做一些孕期保健助产操，能有效增强参与分娩的肌肉群的力量，还可以促进血液循环，使肌肉更有弹性，有利于自然分娩。

同时，身体的舒展还能带来心理的放松，有利于缓解孕期紧张的精神状态。做助产操可锻炼孕妈妈腿部、腹部、腰部、骨盆处的肌肉，有利于孕期体重的控制。

孕妈妈坚持做助产操练习，还可以使腹壁肌肉保持良好的弹性，促进身体各部位在分娩后迅速恢复。

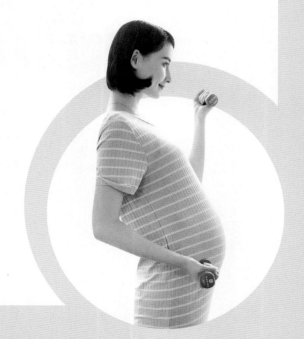

为自然分娩热身

胸膝卧位，帮助正胎位

在孕晚期，如果发现胎位不正，可以采用"膝胸卧位"来帮助纠正胎位，其原理是使胎宝宝在重力作用下，恢复头朝下的胎位。注意，仅在医生诊断"胎位不正"时做此运动。而胎位为头位的情况是正位，千万不要做此运动，以免反而造成胎位不正。

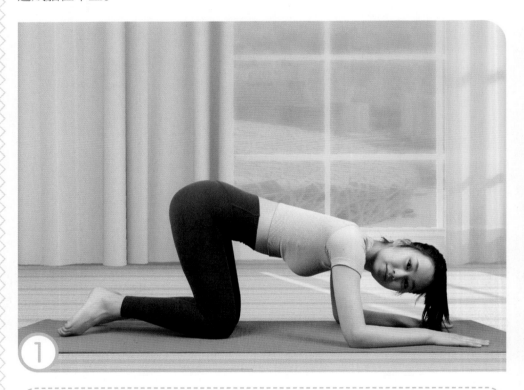

做此动作时，俯卧在瑜伽垫上，臀部抬高，胸部贴近床面，双腿分开与肩同宽，双手平贴在床上胸部尽量贴床面，脸部偏向一侧。保持这个动作 15 分钟为一次，每日 2 次，连续做 1 周。

做此动作前宜将尿排净，动作注意缓慢，量力而行。如果觉得双臂放在垫子上比较费力，也可以借助瑜伽球，以手搭在瑜伽球上，推动瑜伽球，摇摆盆骨，帮助正胎位。

跪姿侧转身体

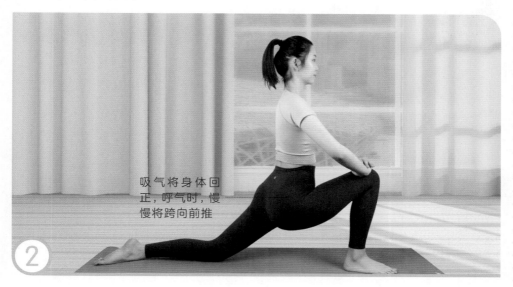

吸气将身体回正，呼气时，慢慢将跨向前推

②

吸气将身体回正，呼气时，慢慢将胯向前推，肩膀放松，使身体摆正。

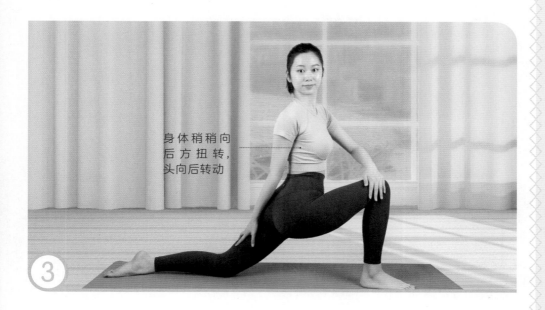

身体稍稍向后方扭转，头向后转动

③

身体稍稍向后方扭转，头向后转动。吸气时，将身体复位。

分娩课堂

医生通常说，产道、产力、胎宝宝的体重和孕妈妈意愿是影响顺产的 4 个主要因素。

骨盆：胎宝宝娩出的必经通道

从我们系裤带的地方至大腿骨以上统称为骨盆，它是一个整体，形状像一个盆。盆骨不仅支持体重，保护盆腔内脏器，还是胎宝宝娩出时必经的通道。正常的女性骨盆宽而浅，有利于胎宝宝娩出。

长期窝在沙发里的危害

孕妈妈难免会感觉腰酸背痛，偶尔坐一下沙发可以缓解身体不适，但是若长期窝在沙发里，不仅会使腰酸背痛加重，还会使骨盆发育受限，延缓胎宝宝入盆的时间，影响顺产。

孕妈妈窝在沙发里时，含胸、弓背的状态将会导致盆骨后倾，久而久之形状发生改变，出口变窄，影响宝宝顺利娩出。另外，久坐、久卧、跷二郎腿等不良姿势也易引起胎宝宝胎位不正，影响顺利分娩。

错误地抚摸肚子影响胎宝宝

孕妈妈和准爸爸平常可能喜欢充满爱意地抚摸孕肚，与胎宝宝互动，切记一定要在孕妈妈的腹部完全放松的情况下，用手从上至下、从左至右，来回抚摸，动作要轻柔。

频繁地、错乱地抚摸肚子，也可能导致胎位不正。胎宝宝通过脐带与子宫连接。孕晚期，错误而且频繁地抚摸孕妈妈肚子的行为，有可能导致胎宝宝朝一个方向旋转，影响胎位，还可能导致脐带绕颈。

胎位不正怎么办

胎位是指胎宝宝先露的部位与母体骨盆前、后、左、右的关系，正常胎位多为头朝下，一般在孕 32 周之前，胎宝宝在孕妈妈肚子里动来动去，胎位是不固定的。如果孕 32 周的时候 B 超显示有臀位、横位、斜位等，则属于胎位不正的情况。

胎宝宝的头部是最重的，而地心引力的作用可以使胎宝宝头朝下。胎位不正的孕妈妈可以通过一些专业的运动来使胎宝宝调整为头位。平时也要多出去散散步，做些揉腹、转腰等轻柔的活动。

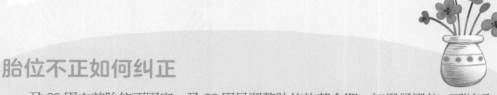

胎位不正如何纠正

孕 32 周之前胎位不固定，孕 32 周是调整胎位的黄金期。如果是臀位，可以通过胸膝卧位来纠正，每天做两次，一次做 15 分钟，有可能让胎位转过来。

对胎宝宝多做胎教也有利于转正胎位，孕妈妈和准爸爸用倾注了爱的语言对胎宝宝说话，孕妈妈和胎宝宝都达到情绪安宁和放松的状态时，更有利于转正胎位。

还有一个办法就是体外转胎法，在对孕妈妈使用适量抑制宫缩的药物以后，在 B 超监测下，医生徒手将胎宝宝从腹壁一端拧到另外一端，至胎位转正，达到可以顺产的目的。但必须由经验丰富的产科医生操作，因为存在一定的风险性。

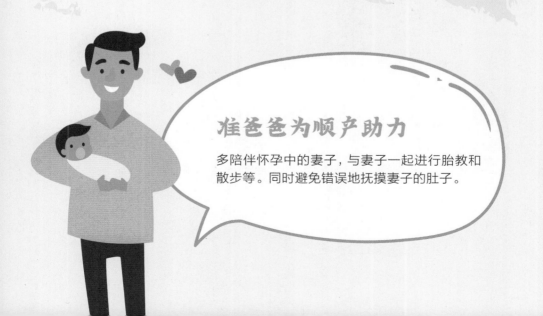

准爸爸为顺产助力

多陪伴怀孕中的妻子，与妻子一起进行胎教和散步等。同时避免错误地抚摸妻子的肚子。

营养均衡食谱推荐

洋葱炒鸡蛋

原料：紫皮洋葱半个，鸡蛋 2 个，蒜末、姜末、盐各适量。

做法：

①洋葱洗净，去老皮，切丝；鸡蛋打散成蛋液。

②油锅烧热，倒入蛋液，翻炒至熟盛出。

③锅留底油，烧热后放入姜末、蒜末炒香，放入洋葱丝炒到八成熟时，倒入炒好的鸡蛋继续翻炒，加少许盐炒熟即可。

营养功效：洋葱含有硫化物，有一定的杀菌作用。但是洋葱性温，对肠胃有一定的刺激性，孕妈妈一次不宜摄入过多。

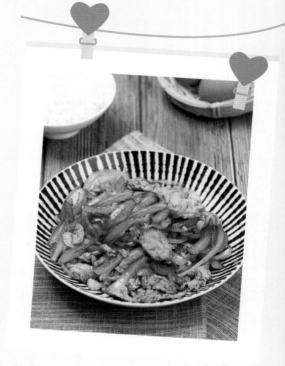

山药蛋黄羹

原料：山药 50 克，鸡蛋 2 个。

做法：

①将山药去皮，洗净，切块，剁碎捣成泥，用水调成山药汁；鸡蛋打散，备用。

②山药汁倒入锅内，小火慢煮，并不断用筷子搅拌。

③煮沸后，加入鸡蛋液，继续煮熟即可。

营养功效：孕妈妈可以在日常饮食当中吃一些山药，替代主食里的一部分精白米面。

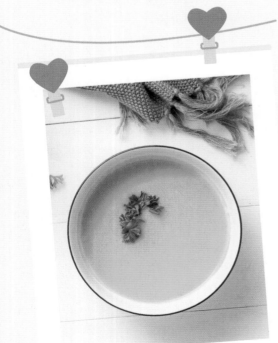

冬瓜丸子汤

原料： 猪肉末 100 克，冬瓜 150 克，鸡蛋 1 个，料酒、姜末、葱末、盐、香油各适量。

做法：

①冬瓜洗净，去皮，切薄片；肉末内加入蛋清、姜末、葱末、料酒、盐、香油拌匀。

②锅中烧水，把肉末团成丸子放入锅中，煮至变色。

③待肉丸八成熟，放入冬瓜片煮 5 分钟，出锅前加盐调味即可。

营养功效： 冬瓜有消暑、利尿的功效，可以帮助缓解孕妈妈的四肢水肿症状。

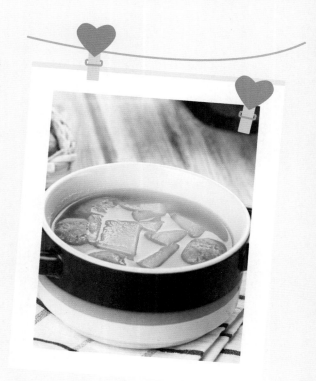

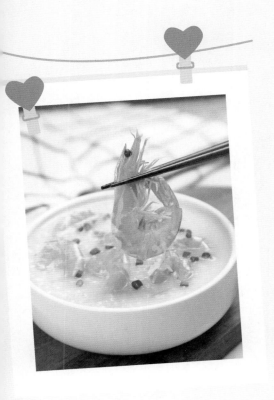

鲜虾粥

原料： 大米、芹菜各 50 克，虾 5 只，葱花适量。

做法：

①大米、虾分别洗净；芹菜洗净，入沸水中焯烫，放凉切碎。

②大米放入锅内，加适量水，大火煮沸后转小火煮至软烂。

③将芹菜碎、虾放入粥中煮 2 分钟，出锅前撒上葱花即可。

营养功效： 虾可以补充钙、锌等，可以促进胎宝宝骨骼的生长和脑部发育。

鸡丝粥

原料： 鸡胸肉、大米各 50 克，鸡汤、葱末各适量。

做法：

①大米洗净；鸡胸肉洗净，切丝。

②大米放入砂锅内，加入鸡汤，大火煮沸后转小火煮至八成熟，然后加入鸡丝煮至黏稠。

③最后撒上葱末即可。

营养功效： 在粥里放入鸡丝，增加了优质蛋白质的摄入，比单纯吃白粥更营养。

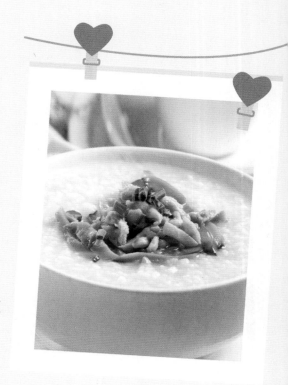

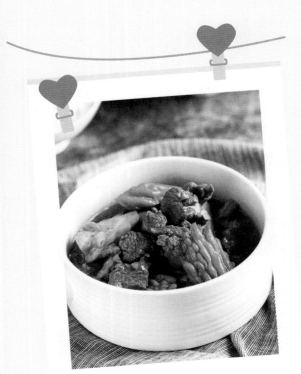

苦瓜炖牛腩

原料： 牛腩 250 克，苦瓜 100 克，盐适量。

做法：

①牛腩洗净，切块，入热油锅中翻炒。

②加清水没过牛肉，炖约 1.5 小时。

③苦瓜去子，切成小块，放入锅中，再煮约 10 分钟，加盐调味即可。

营养功效： 牛腩富含蛋白质，对胎宝宝发育有利，苦瓜有清热去火的功效，可以缓解孕妈妈孕期燥热症状。

银耳莲子百合汤

原料： 干银耳 15 克，莲子 30 克，干百合 10 克，枸杞子、蜂蜜及冰糖适量。

做法：

①莲子、百合、枸杞子洗净，百合泡软；银耳泡发，撕成小朵，洗净。

②莲子、银耳一同放入锅中，加水，用小火煮 20 分钟，加百合、枸杞子再煮 10 分钟。

③出锅前加入蜂蜜和冰糖调味即可。

营养功效： 这道汤中含有膳食纤维以及铁和钙等矿物质，有助于改善孕妈妈便秘的症状，同时有利于胎宝宝发育。

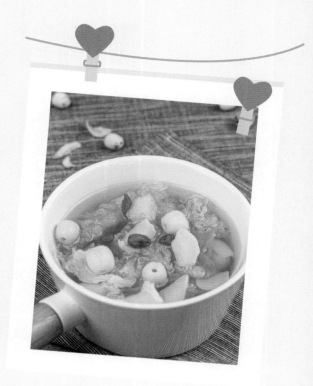

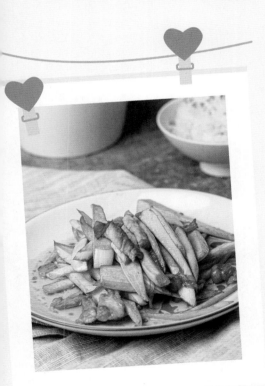

茭白炒肉

原料： 猪里脊肉 100 克，茭白 200 克，葱段、姜末、姜片、料酒、盐各适量。

做法：

①茭白洗净，切片；猪里脊肉洗净，切丝，用料酒和姜末腌制 10 分钟。

②锅内热油，下入葱段、姜片爆香，倒入腌好的肉丝，炒至变色。

③放入茭白片，继续翻炒至熟透，出锅前放盐调味即可。

营养功效： 茭白中富含维生素和矿物质，孕妈妈食用茭白可以缓解小便不利的症状。

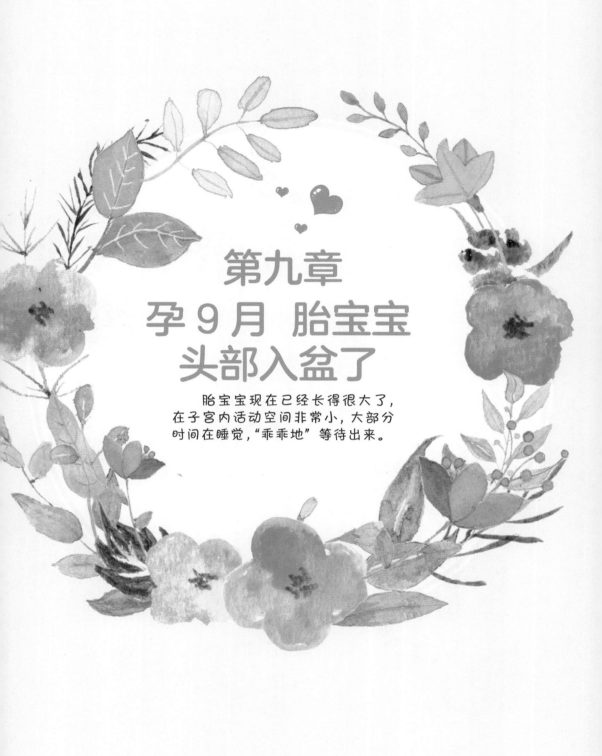

第九章
孕9月 胎宝宝
头部入盆了

胎宝宝现在已经长得很大了，
在子宫内活动空间非常小，大部分
时间在睡觉，"乖乖地"等待出来。

孕妈妈：迎接宝宝的到来

到了这个月，腹坠腰酸的感觉更加明显，导致孕妈妈的睡眠质量变得很差。孕妈妈较容易出现临产前的抑郁，心理的调适非常重要，可以多了解一下关于分娩的知识，以便从容应对分娩。

孕妈妈的肚子现在已经很大了，弯腰已非常困难，建议孕妈妈可以舒缓地做一些有利于分娩的放松运动，以增加腹肌、腰肌和盆底肌的能力，同时还需要加强营养，但不要过量，仍要控制体重，以防胎儿后期生长过快。多吃体积小同时营养丰富的食物，比如肉类、鱼类、蔬果等。

本月孕妈妈还需要准备好待产包，做好一旦有突发情况发生时拎包出发的准备。

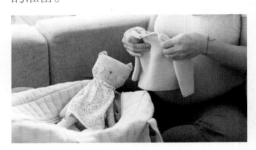

准爸爸必修课

- 陪妻子一起准备待产包，购买婴儿用品。

- 将待产包和去住院的物品放在显眼的地方，方便随时拎包出发。

- 识别真假宫缩，帮妻子安抚情绪，理性应对。

- 学习凯格尔运动，并陪妻子一起做，交流心得。

- 给宝宝做胎教，为妻子准备一些美丽的风景名画，和妻子一起想象意境，使胎宝宝感知美好。

- 与妻子一起商量月子期事宜、新生儿是否母乳喂养等问题。

胎宝宝可爱的模样

第 33 周 变得更圆润了

本周胎宝宝身长 48 厘米左右，体重 2.2 千克左右，变得更圆润了。呼吸系统和消化系统发育接近成熟。在接下来一个多月，胎宝宝的头会下降至骨盆，为分娩做好准备。

第 34 周 已经为分娩做好准备

本周胎宝宝体重 2.3 千克左右，头部已进入骨盆，即使立即出生也基本不会出现与早产相关的严重问题了。本周的胎宝宝大多数时间都会沉睡，大脑仍旧在飞速发育。

第 35 周 发育基本完成

本周的胎宝宝身长 50 厘米左右，体重 2.5 千克左右。现在的胎宝宝从头发到脚指甲的发育基本完成，肾脏、肝脏已经工作了一段时间。

第 36 周 足月了

从本周末起，胎宝宝可以称作是足月儿了，体重 2.8 千克左右，而且还在持续增加。覆盖着全身的绒毛和胎脂开始脱落，皮肤更加柔软细腻。骨骼已经很硬了，但头骨还可以"变形"，以适应产道。

为顺产做的准备

孕妈妈可以提前列好待产物品清单，查漏补缺，准备好待产包，给新买的物品提前进行清洗消毒预留一定的时间。最好和丈夫一起准备，这样当你进入产房后，丈夫就知道怎么安排。

不跟风，理性面对各种待产物品

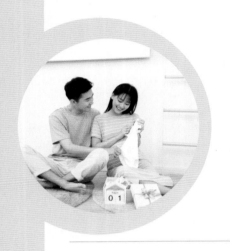

各种待产包清单内容让人眼花缭乱，一些进口产品也纷纷进入孕妈妈的视野，使很多新手孕妈妈感到迷茫。此时孕妈妈需要理性对待这些商品信息，根据经济条件，按需购买，满足基本功能即可。比如一次性产褥垫，进口的不一定比国产的好用，只需要达到国家规定的卫生标准，从正规渠道购买即可。

待产包同样不需要准备太多，他人的待产包清单可以做参考，不必完全照搬。提前熟悉整个分娩过程，在准备待产包时就会做到心中有数。

"筑巢反应"

动物在下蛋或生小动物之前，都会把居住的小窝给收拾干净，储备好粮食等。有意思的是，"筑巢"并非只有动物才有，孕妈妈也通常有这种神奇的"筑巢反应"。

"筑巢反应"有如下表现。

格外爱干净。打扫卫生，把家里弄整洁，想把所有的衣物都洗干净，有的孕妈妈甚至反复洗东西。

喜欢买东西。喜欢购买母婴用品，喜欢买跟宝宝一切有关的东西，如衣服、玩具、书籍等。

很喜欢布置婴儿房。布置的时候总会想到宝宝的需要。

通常，孕妈妈自己不觉得，这种"筑巢反应"是孕妈妈出于本能的一种生理表现，也是分娩期临近的影响，目的是希望宝宝出生以后可以舒舒服服地生活。伴随着宝宝出生至月子结束，这种"筑巢反应"也会逐渐消失，准爸爸要理解哦！

不要一次性囤太多

有的孕妈妈不喜欢老人给宝宝把尿把尿，这可以理解，于是孕妈妈就提前囤积很多包纸尿裤，结果等宝宝出生后，长得很快，纸尿裤半个月就换了码数，原先囤积的不能用，造成了浪费。也有的情况是所买品牌纸尿裤不适合自己宝宝的肌肤，极易导致宝宝出现尿布疹，这时也不得不更换品牌了。

建议孕妈妈购买纸尿裤时，可以第一次只买一包 NB 号码的，同时备一点 S 号码的。很多母婴店都可以领到免费的试用装或者购买几片的小包装，先给宝宝用，需要的时候再买。衣服、奶粉等用品同样不需要一次性囤积过多。

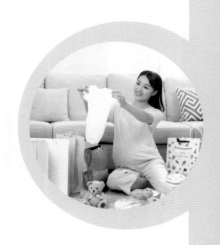

平稳心态，预防早产

生产期临近，孕妈妈更需格外注意保持充足的休息，避免激烈运动。

长时间劳作、进行重体力劳动、长时间沉迷于打游戏等都可能给腹部产生较大的压力，导致羊水早破或引起剧烈的宫缩，诱发早产。同时，孕妈妈还需保护好腹部，避免腹部受到冲击，摇晃的公交车、人流量大的地铁和火车，尽量不要乘坐了。

孕妈妈应注意营养的摄入，减少体能的消耗，并不提倡整天躺在床上。可以出去散会儿步，适量做一些有助于放松的孕期瑜伽等，都可以对即将到来的分娩有利。

孕妈妈要按时产检，以便及早发现异常情况，由医生指导及时调整。如果感觉下腹坠痛，应立即卧床休息，在医生指导下保胎治疗。

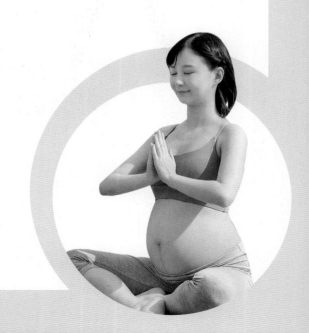

为自然分娩热身

腰椎力量的练习

由于孕期激素水平变化,骨盆韧带和腹部肌肉较为松弛,怀孕使骨盆扩张、歪斜,继而影响腰椎,造成腰疼。在孕期和产后都可以适当进行腰椎力量的练习,及时缓解肩颈及腰椎的不适,避免形成长期的腰疼。

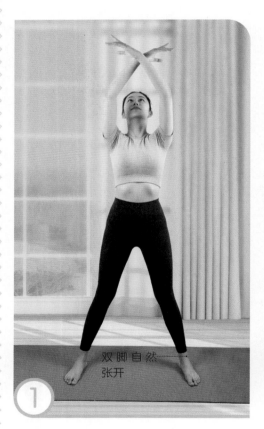

双脚自然张开

① 双脚自然张开,且不影响身体舒适度,吸气,双手柔和地交叉,向上伸展。

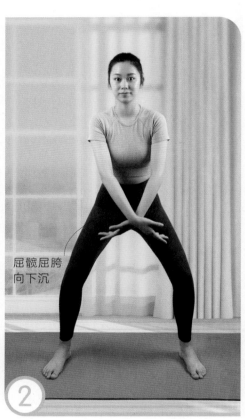

屈髋屈胯向下沉

② 呼气,屈髋屈胯向下沉,起立。做8~10组。

注意事项

　　孕妈妈做这套动作时需要柔和、缓慢，切不可动作过快、过于用力。正确的呼吸法可以帮助孕妈妈缓解心理上的紧张和身体的疲劳感。

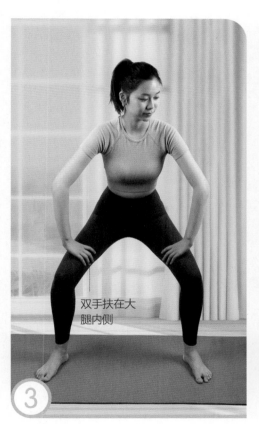

双手扶在大腿内侧

③

吸气，双手扶在大腿内侧。

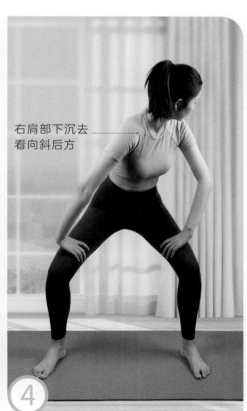

右肩部下沉去看向斜后方

④

呼气，右肩部下沉去看向斜后方，吸气回正。换反侧练习。

分娩课堂

羊水是胎宝宝的外围保护，胎宝宝可在羊水中运动自如，逐步进行肌肉骨骼和其他组织器官的发育。凯格尔运动是锻炼盆底肌非常有效的运动，随时随地都可以做，可以增强分娩时的产力，在产后练习也可以有效防止漏尿等情况。

羊水：爱的包围

子宫内最大的好处是黑暗、湿润、温暖、稳固、安静，避免了各种外界刺激，充足的羊水为胎宝宝早期大脑发育和身体的成长提供了最舒适的环境。

羊水无色、无味，成分中 98% 是水，还有矿物质和有机物，也有激素和酶，主要由母体的血清分解和胎宝宝的尿液产生。羊水还可以保护母体，减轻胎动造成的不适感；在临产宫缩时，羊水受到宫缩的压力，能使压力均匀分布，避免胎宝宝出现局部受压，出现窘迫的情况。

羊水破了如何处理

羊水破了，不管有无其他临产指征，都应该立即去医院。正常的羊水破裂，一般是在分娩的过程中，这种情况下发生的羊水破裂是一种生理性的过程，不需要进行任何干预，正常分娩即可。

羊水破裂发生于临产和分娩之前，这种情况需要特别引起重视，保持平卧姿势，抬高臀部来医院。一般足月妊娠出现的羊水早破可以直接进行催产，但是如果在孕 28~37 周羊水早破就需要适当地保胎。

羊水不足怎么办

如果排除了羊膜早破、胎盘功能异常等生理存在的因素，依然羊水过少，那么就需要孕妈妈增加水的摄入，可以将每日饮水量增加至 2000 毫升。羊水不足时，需要更密切地做胎心监护，防止胎宝宝发生缺氧的情况。如果胎宝宝足月的情况下，羊水缺少太多或持续性地减少并将危及胎宝宝的安全时，就需要紧急采取剖宫产了。每个人的情况都不同，需要医生根据检查结果综合评估来决定。

凯格尔运动

凯格尔运动是一种锻炼盆底肌的运动，于 1948 年由美国的阿诺·凯格尔医生所研发。盆底肌是发动分娩的最主要力量之一，健康的盆底肌状态有助于增加顺产概率，可减少难产和侧切的风险，同时还可以缩短产程。

孕妈妈在孕中期和孕晚期都可以进行凯格尔运动，该项运动能有效强健盆底肌，以便更好地控制尿道、膀胱、子宫和直肠。排尿时，有意中断尿流，此时所调动的肌肉就是骨盆底肌肉。当确定这些肌肉的具体位置后，就可以开始练习。

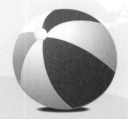

练习凯格尔运动要注意什么

孕晚期的时候，孕妈妈需要通过练习使盆底肌放松，与孕中期和产后的练习时的呼吸法相反。先用嘴巴呼气，放松盆底肌，盆底肌下沉；鼻子吸气，盆底肌提升。一天 2 次，每次 10 分钟。

练习凯格尔运动需要注意：第一，要注意找准正确的位置，如果做这个运动时候腹部是紧绷绷的，那就说明位置错了。第二，注意运动要循序渐进，依次缓慢挤压和放松尿道、阴道和肛门周围的肌肉，从前到后再从后到前，每次做 5 个呼吸。

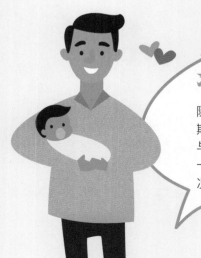

准爸爸为顺产助力

随着分娩的时间越来越近，准爸爸最好不要长期出差了，在工作之余协助安排好妻子的生活，与妻子一起静候宝宝的到来。保证孕妈妈身边一直有人照顾，以免孕妈妈独自面对突发的情况，无法去医院，发生危险。

营养均衡食谱推荐

腰果西蓝花

原料： 西蓝花 200 克，腰果 50 克，盐适量。

做法：

①将西蓝花洗净，去柄，切块。

②锅内加水烧开，放入西蓝花焯熟，捞出。

③热锅烧油，放入西蓝花煸炒，再加入腰果略炒，出锅前加盐调味即可。

营养功效： 西蓝花含有丰富的胡萝卜素，有护眼的功效，与腰果一同做菜，不仅营养丰富，还丰富了菜品的口感。

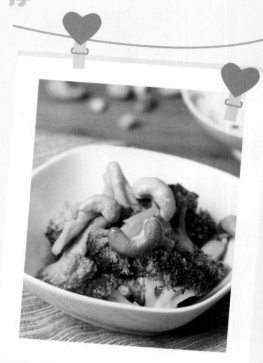

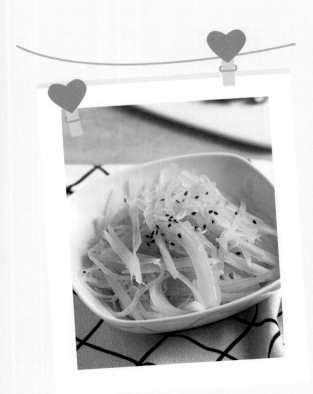

黑芝麻拌莴笋

原料： 莴笋 200 克，熟黑芝麻 10 克，香油、醋、盐各适量。

做法：

①莴笋去皮，切丝，焯熟，沥干。

②莴笋丝盛盘，放入黑芝麻，加适量的醋、盐、香油，拌匀即可。

营养功效： 孕期吃黑芝麻有助于胎宝宝大脑的发育，莴笋中富含膳食纤维，可以改善孕期的便秘情况。

鸭腿汤

原料: 鸭腿 1 个, 红枣 5 个, 葱末、姜末各适量。

做法:

①鸭腿洗净, 焯水备用。

②锅中放少许油, 放入鸭腿煸香, 放入葱末、姜末和红枣。

③添加适量清水, 炖 40 分钟至鸭肉软烂即可。

营养功效: 鸭肉属于高蛋白的肉类, 且有滋阴补虚的作用。

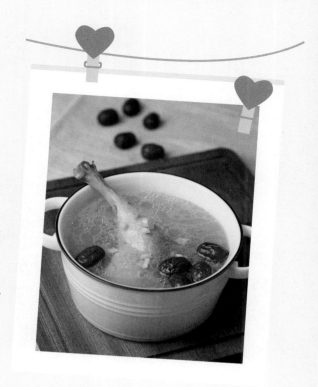

罗宋汤

原料: 番茄、洋葱、牛肉各 100 克, 胡萝卜、土豆各 50 克, 牛奶、盐、香菜碎各适量。

做法:

①番茄、土豆去皮, 切丁; 胡萝卜去皮, 切条; 牛肉切块; 洋葱切碎。

②起锅烧油, 将番茄丁、洋葱碎下锅煸炒。

③锅内加适量水, 下牛肉炖煮 40 分钟, 再加胡萝卜条、土豆丁炖煮 20 分钟, 加牛奶、盐、香菜碎调味即可。

营养功效: 番茄和洋葱增加了牛肉的风味, 多种蔬菜与肉类搭配, 营养全面。

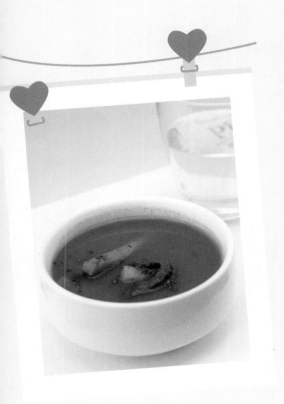

冬瓜虾仁汤

原料：虾仁 100 克，冬瓜 300 克，葱花、盐、油、白胡椒粉各适量。

做法：

①虾仁清水洗净；冬瓜洗净，去皮去瓤，切片。

②锅中倒油，油热后放入葱花爆香，加入冬瓜片翻炒。

③加入清水、盐，大火烧开，转小火煮 10 分钟，加虾仁煮开，加白胡椒粉即可。

营养功效：冬瓜有利水消肿的作用，可以缓解孕妈妈浮肿的状况。虾仁含钙量较高，有利于胎宝宝发育。

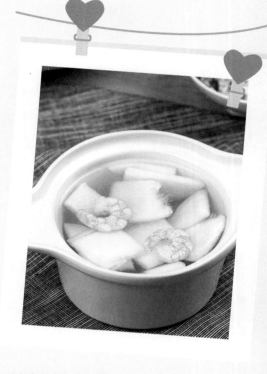

芦笋炒虾仁

原料：虾仁 100 克，芦笋 200 克，姜丝、蒜片、淀粉、白胡椒粉、料酒、盐各适量。

做法：

①虾仁洗净，去虾线；芦笋洗净，切段。

②虾仁用盐、白胡椒粉、料酒腌制，再用淀粉拌匀。

③锅内热油，把虾仁略炒至变色后盛出。

④锅留底油，放入姜丝、蒜片爆香，倒入芦笋段、虾仁翻炒，加盐调味即可。

营养功效：可以补充身体所需的叶酸和维生素，有助于胎宝宝神经系统和大脑的健康发育，预防畸形。

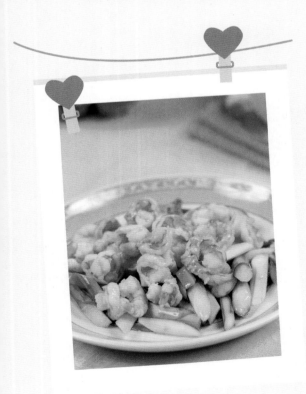

木耳拌黄瓜

原料：黄瓜 200 克，干木耳 10 克，红椒、葱花、盐、醋、香油各适量。

做法：

①黄瓜洗净，拍碎切段；木耳泡发，洗净，去根，焯熟；红椒洗净，切段。

②将黄瓜段、木耳搅拌在一起，加入盐和醋调味，淋上香油，用红椒段和葱花点缀即可。

营养功效：凉拌的做法，食物中的营养损耗少；比较开胃，非常适合佐粥。

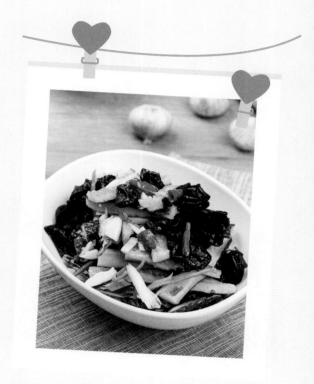

黑豆浆

原料：黑豆、黑米各 30 克，燕麦 15 克，山药 50 克。

做法：

①黑豆、黑米、燕麦清洗干净后，浸泡 8 小时；山药洗净，去皮，切块。

②将所有食材放入豆浆机中，加入适量的清水，选择豆浆模式，搅打成豆浆即可。

营养功效：黑豆有养血祛风、明目益精的功效，中医讲"黑色入肾"，孕妈妈适量吃些黑豆可补肾虚。

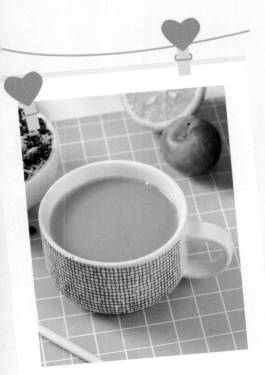

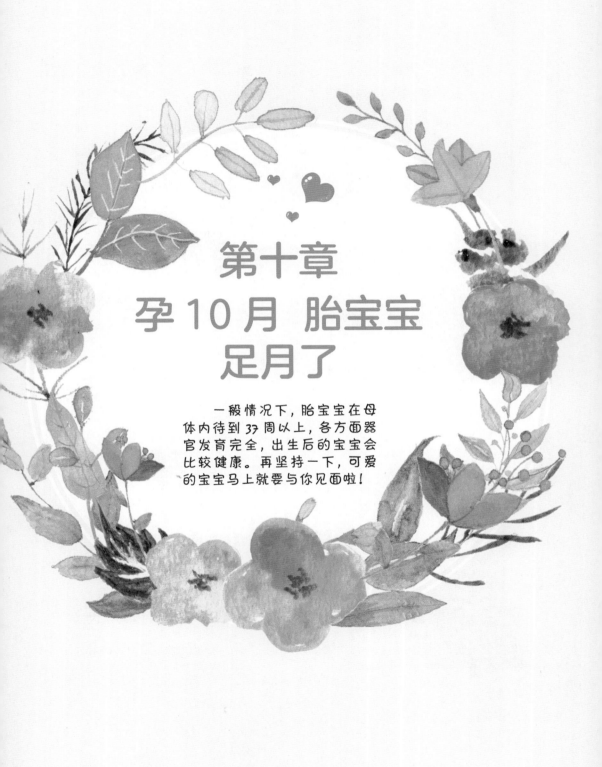

第十章
孕10月 胎宝宝足月了

一般情况下，胎宝宝在母体内待到37周以上，各方面器官发育完全，出生后的宝宝会比较健康。再坚持一下，可爱的宝宝马上就要与你见面啦！

孕妈妈：迎接宝宝的降临

临盆在即，孕妈妈心情紧张而激动。最后阶段，依旧要坚持吃好睡好，这样才能从容迎接宝宝的降临。

本月开始，孕妈妈就需要更加严密地监测胎动，另外对于规律性的阵痛、见红、破水等临产征兆也需要提前了解并熟知其应对措施。

胎宝宝位置继续下降，孕妈妈会感觉胸部下方和上腹围轻松起来，胸口憋闷感减轻，胃口不知不觉好了起来，同时有些孕妈妈大腿根部越来越疼，尿频加剧，这是胎宝宝的头入盆的表现。孕妈妈可能还会感到肚子疼和有坠痛感，同时水肿、便秘及腰腿疼痛等症状也会加重。

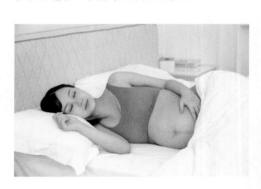

准爸爸必修课

- 见红、破水、规律性的阵痛等都是临产前兆，一有出现，需要立即去医院。

- 提前备好住院押金，方便到医院缴纳。

- 提前规划好去医院的路线，开车务必稳当，不能慌张。

- 在妻子阵痛时，对妻子说："我知道你很痛，我会一直陪着你。"并帮妻子喊镇痛呼吸法口号。

- 如果不能进产房，静待产房门口，不要走远。

- 当妻子和宝宝出产房时，请第一时间安抚妻子，对妻子说"老婆辛苦了"。

胎宝宝可爱的模样

第 37 周 免疫系统仍在发育

本周胎宝宝已经足月，一些宝宝可能在本周就会与妈妈见面。但胎宝宝的免疫系统仍在持续发育，出生之后的母乳喂养可继续给他提供免疫力。

第 38 周 肠道内聚集胎便

胎宝宝各个器官在进一步发育成熟，肠道内开始聚集一种黑色的物质，这就是"胎便"，出生后将在宝宝第一次大便中排出。

第 39 周 胎毛胎脂褪去

胎宝宝身上的大部分胎毛渐渐褪去，皮肤表面的大部分胎脂也已经褪去，只在皮肤褶皱处可能还存在少量胎脂。

第 40 周 反射能力形成

宝宝天生自带"神奇"能力，不仅全身的器官发育完好，还具备很多反射能力，完全具备在妈妈体外生存的本领啦。

为顺产做的准备

在自然分娩前，孕妈妈的身体都会出现哪些临产症状呢？孕妈妈和准爸爸都需要提前了解。

临产征兆：规律性的宫缩

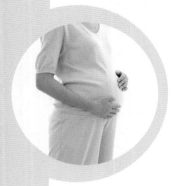

随着胎宝宝一天天长大，分娩日期临近，孕妈妈常会感到腹部的收缩，但并非所有的宫缩都代表着即将临产。假性宫缩只是先兆临产，也就是俗称的"假临产"。从不规律宫缩到规律宫缩一般需要1~3天时间，可以先在家观察。离真正的分娩日期还早，并不需要过早去医院。如果是真临产，有规律性的宫缩开始，那么就需要尽快去医院了。

	真临产	假临产
宫缩时间	每次宫缩持续 30~70 秒	宫缩时间无规律且较短
宫缩频率	宫缩时间间隔越来越短	宫缩频率不固定，有时只有一次
疼痛强度	宫缩强度稳定增加	疼痛感很轻
疼痛部位	后背开始疼痛，再转移至腹部	只在腹部疼痛
可否缓解	无论运动还是休息，宫缩照常进行	散会儿步或休息片刻即可缓解

临产征兆：见红

临产前子宫收缩，宝宝的头开始下坠入盆，胎膜和子宫壁逐渐分离摩擦会引起血管破裂而导致阴道少量流血，流出黏液混合物，俗称见红。见红是分娩即将开始的一个比较可靠的现象，一般距离分娩有 2~3 天的时间。

正常的见红需要符合：少量阴道出血，或分泌物带血；没有羊水流出；颜色可能是鲜红色或褐色这 3 个基本特征。孕妈妈出现见红的现象后，注意休息，做好准备即可。一般在见红后不久就会开始真正的宫缩，一旦出现有规律的宫缩也就离分娩不远了。

如果流出的是鲜血，并且超过生理期的出血量，或者伴有腹痛的感觉，就要马上入院就诊。

临产征兆：腹痛

　　孕晚期的腹痛，基本是由于胎宝宝逐渐长大、身体负荷加重而引起，通常在孕 8 月左右开始，这种痛有下坠的刺痛感，没有其他的不适，可能是由宝宝入盆引起的。在医院例行检查指标正常的情况下，医生会建议多休息即可。

　　而孕 37 周以后，持续性的腹痛可能是宫缩临产的征兆，当下腹的疼痛感由缓到急、由轻到重、伴随症状为尿频时，孕妈妈就需要备好待产包，赶紧去医院。

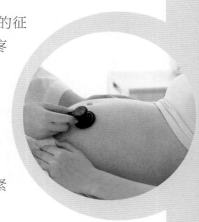

临产征兆：破水

　　孕妈妈生产时破水的方式各不相同，有的是胎膜如同充水的气球一般破裂，羊水大量流出，有的则是少量持续地流羊水。大约有 10% 的孕妈妈，是先破水，然后才感觉到宫缩，再生下宝宝。也有的孕妈妈是在宫缩很长时间以后，胎宝宝快出生的时候破水，这都是正常现象，是一个自然的生理过程。

　　在家破水比较危险，主要是因为羊水破裂之后，分隔充满细菌的阴道与胎宝宝之间的屏障就破坏了，羊水破裂持续的时间越长，胎宝宝越有可能被细菌感染。因此一旦发现破水，无论有无规律性宫缩，都需要马上住院。

　　有的孕妈妈比较爱干净，觉得身上弄湿了，想要在家洗个澡，换身衣服再去医院，这样会延误医生及时处理的时间，羊水不足时，胎儿有窒息风险。破水后要尽量减少去卫生间的次数，停止活动，最好平躺，必要时打 120 救护车，抓紧时间去医院。

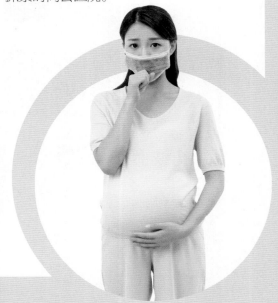

为自然分娩热身

孕晚期助产操

　　这套助产操着重练习胯部和腰骶的力量，足月后经常练习可以帮助产妇打开骨盆，有效避免分娩时的侧切和撕裂情况。如果孕妈妈肚子较大不方便用椅子，也可以面对面扶在丈夫肩膀上，与丈夫一起完成这套动作。练习时一定要注意保持正确的呼吸法，避免呼吸不当造成腹部紧绷。

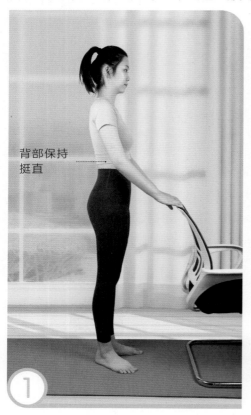

背部保持
挺直

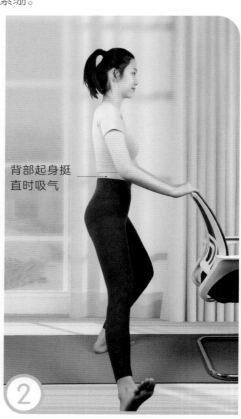

背部起身挺
直时吸气

双手扶住一把椅子，背部保持挺直。

膝盖对准脚尖伸右腿，屈左膝，重心向左侧移动，臀部向下蹲时呼气，背部缓慢起身挺直时吸气。换反侧练习。

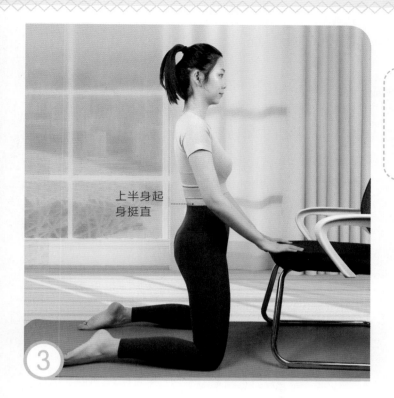

上半身起身挺直

两腿打开至肩部 2 倍宽，吸气时上半身起身挺直。

③

两腿打开至肩部 2 倍宽，呼气时蹲下。

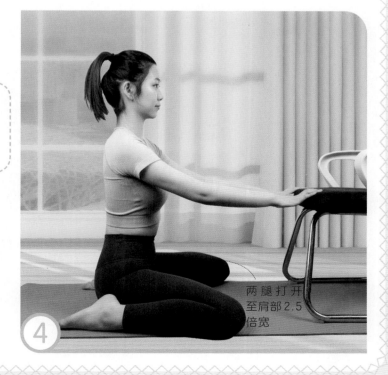

两腿打开至肩部 2.5 倍宽

④

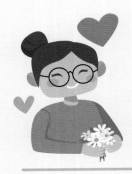

分娩课堂

提前了解自然分娩的过程能使孕妈妈心中有数,从容走向产房,顺利娩出宝宝。若胎宝宝超过 41 周没有要临盆的征兆,就应该及时到医院检查,通过抽血和 B 超了解胎盘的状况。

分娩的注意事项

分娩时非常疼痛,但是切忌放开嗓门喊叫,那样只会使胎宝宝缺氧,使有限的产力不能充分用到娩出宝宝的劲上。胎宝宝娩出后,清洗后即可放在妈妈的胸前,天生的寻乳反应会使宝宝很快地适应母乳喂养。

分娩结束后 2 小时内,可以缓慢走动,以促恶露的排出。不要立刻进食油腻的食物,否则会造成堵奶,可以吃清淡营养的食物。

一般产后不会马上排便,如果产妇感觉腹部坠胀,有排大便之感,要及时告诉医生,医生要排除软产道血肿的可能。如果有头晕、眼花或胸闷等症状,也要及时告诉医生,以便及时发现问题并处理。

自然分娩的产程

产程阶段	时间	表现	孕妈妈有效配合
第一产程	初产孕妈妈 12~16 小时,经产孕妈妈 6~8 小时	子宫出现规律性宫缩开始,直到子宫口开至 10 指	放松思想,可以吃一些巧克力、鸡蛋、面条等流质食物
第二产程	1~2 小时	胎宝宝的头部从宫口娩出	注意随着宫缩用力,可以借助产床把手使劲
第三产程	30 分钟以内	胎盘全部娩出,胎盘等附属物也娩出	听从医生安排,平稳情绪

胎宝宝入盆，有早有晚

胎宝宝入盆是在孕 36 周左右，胎宝宝头部进入孕妈妈盆腔入口的下端，并与骨盆相对称，这种现象被称为"胎宝宝入盆"。正常情况下，这是胎宝宝准备好降临所发出的信号，也是顺产过程中的第一步。

孕妈妈两坐骨结节内侧间的距离，一般在 8.5~9.5 厘米这个范围内，即骨盆出口的横径。也就是胎宝宝头部出来的"门"的宽度。据统计，80%~90% 的初产妇在孕 37~38 周会出现入盆迹象，经产妇胎宝宝入盆时间要晚一些，有的要等到分娩前夕才会出现入盆迹象，所以入盆的时间有早有晚，孕妈妈不要过分担心。

双顶径超过 10 或可试产

胎宝宝双顶径小于 9.5 厘米比较有利于分娩。如果临近生产，胎宝宝双顶径测得的数据是 10 厘米怎么办？这时候孕妈妈先不要焦虑，胎儿娩出时，头骨会随产道挤压暂时变形，方便胎儿娩出。且双顶径不是评估胎宝宝重量的唯一标准，而是与股骨长、腹围这些因素一起综合计算得出。而且 B 超提供的双顶径数值只是一个相对数值，胎宝宝的体重还受胎膜厚度等多种因素影响，可以综合医生的手检结果来估计。

如果确实是胎宝宝比较大的情况，也有顺产的可能，因为胎宝宝在娩出的过程中，头骨并不是固定的，颅瓣之间也可能重叠。通常其他条件符合顺产指征，而且孕妈妈有很强烈的顺产意愿时，医生会建议试产。

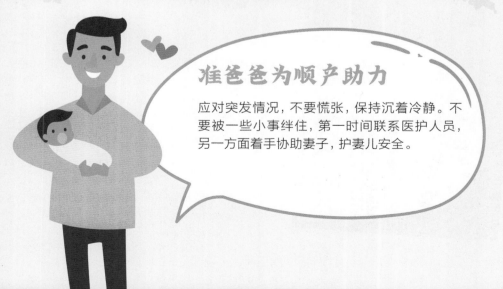

准爸爸为顺产助力

应对突发情况，不要慌张，保持沉着冷静。不要被一些小事绊住，第一时间联系医护人员，另一方面着手协助妻子，护妻儿安全。

营养均衡食谱推荐

鲢鱼丝瓜汤

原料： 鲢鱼 1 条，丝瓜 100 克，葱段、姜片、盐、料酒各适量。

做法：

①鲢鱼收拾干净，洗净，切段；丝瓜去皮，洗净，切片。

②鲢鱼段放入锅中，加料酒、姜片、葱段后，倒入清水，开大火煮沸。

③转小火炖 10 分钟，再加入丝瓜片，煮熟后加盐调味即可。

营养功效： 鲢鱼的蛋白质含量较高，有利于补充孕妈妈体力。

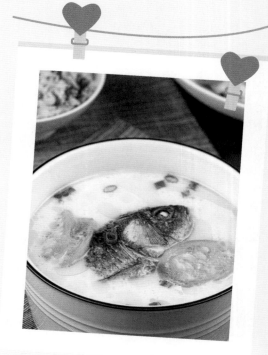

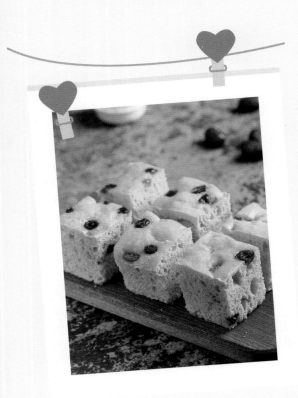

小米面发糕

原料： 小米面 200 克，面粉、红枣各 50 克，酵母粉适量。

做法：

①红枣洗净，去核，切碎。

②面粉加酵母粉、适量温水和成稀面糊，静置发酵。

③面发好后，加入小米面和红枣碎，和成软面团，静置 20 分钟后，倒入模具，用蒸锅蒸熟，放凉切块即可。

营养功效： 小米有健脾益胃、补血益脑、定神安眠的食养功效。

木瓜鱼汤

原料：木瓜 1 个，草鱼 500 克，干银耳、杏仁、姜片、盐各适量。

做法：

①将木瓜洗净，去皮，去子，切块；银耳泡发，洗净，撕小；草鱼收拾干净，切块。

②锅内加水烧开后，将除盐外的所有原料放入，用小火炖 30 分钟，出锅前加盐调味即可。

营养功效：木瓜生吃甜美可口，可提升食欲，与其他食材煲汤营养更丰富，味道鲜美。

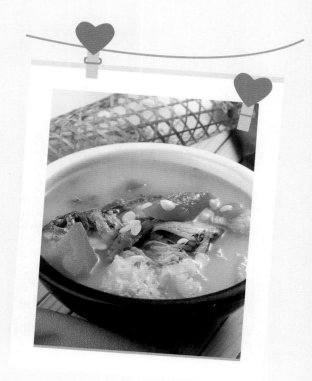

白萝卜蛏子汤

原料：蛏子 200 克，白萝卜 50 克，姜片、盐各适量。

做法：

①蛏子用清水浸泡 2 小时，放入沸水中焯烫，捞出剔去外壳；白萝卜削皮，洗净，切片。

②锅内放入油烧热，放入姜片爆香，倒入清水，将白萝卜片放入锅内煮熟，加入剥好的蛏子肉。

③出锅前加盐调味即可。

营养功效：含丰富蛋白质和铁等营养元素，可补孕妈妈身体虚损。

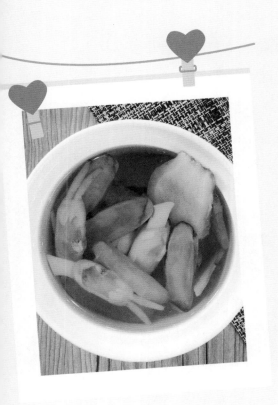

鸡肉炒空心菜

原料： 空心菜 250 克，鸡胸肉 200 克，盐适量。

做法：

①空心菜去老根，洗净，切段；鸡胸肉切条。

②锅中倒油烧热，放入鸡肉条快速翻炒至变色，放入空心菜段，炒至变软，调入盐即可。

营养功效： 空心菜中含有丰富的维生素，孕妈妈适量吃些可以补充叶酸，对身体有益。

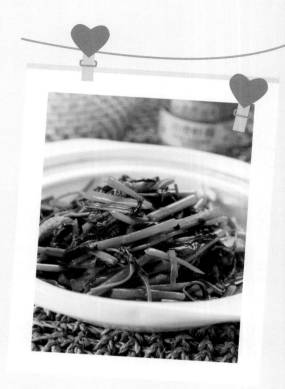

胡萝卜小米粥

原料： 胡萝卜、小米各 50 克。

做法：

①胡萝卜洗净，切成小块；小米用清水洗净。

②将胡萝卜块和小米放入锅中，加入清水，大火烧开，转小火慢熬至小米开花、胡萝卜软烂即可。

营养功效： 将胡萝卜加入小米一起煮粥，不仅味道清香，而且营养易于吸收。

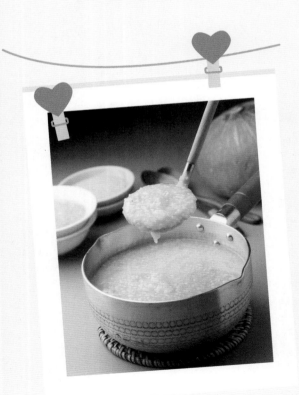

香菇鸡肉面

原料：面条 150 克，香菇 5 个，鸡肉 100 克，枸杞子、油菜、葱段、姜片、盐、香油各适量。

做法：

①香菇、油菜洗净，焯烫一下，捞出沥干；鸡肉洗净，切块。

②锅内清水煮沸，下入面条，煮熟后捞起。

③起锅热油，放入姜片、葱段爆香，下香菇、鸡肉块继续煸炒，加适量清水煮熟，放入面条，加枸杞子、油菜，淋少许香油，加适量盐调味即可。

营养功效：香菇鸡肉面味道鲜美，有助于孕妈妈提高身体免疫力，还非常易于消化。

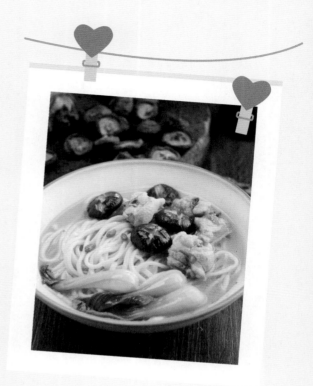

杂粮粥

原料：红芸豆、花生、黑米、薏米、糙米各适量。

做法：

①将所有原料用清水洗净，浸泡 8 小时。

②把准备好的食材放入高压锅内，加入适量的清水，高压锅焖煮 1 小时即可。

营养功效：孕期吃一些杂粮，可使营养摄入更全面，同时有利于血糖的控制。

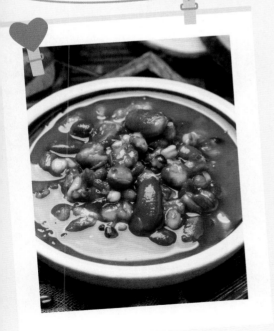

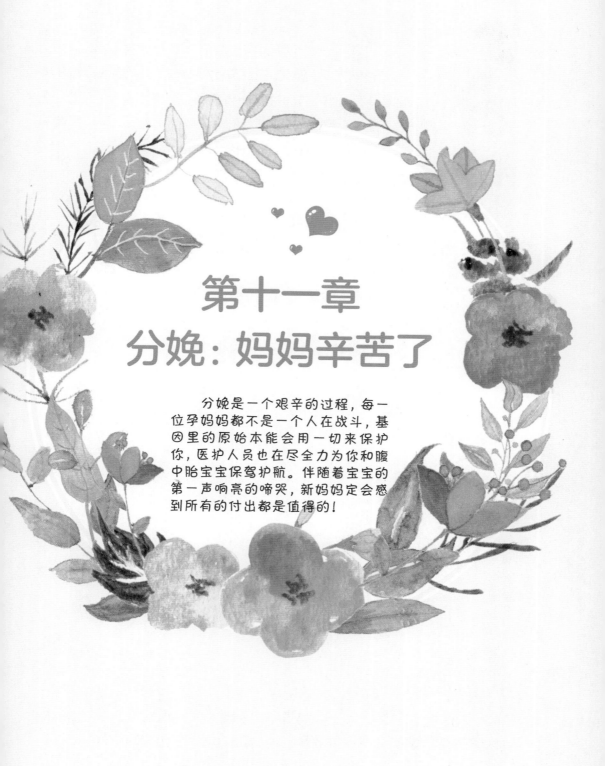

第十一章
分娩：妈妈辛苦了

分娩是一个艰辛的过程，每一位孕妈妈都不是一个人在战斗，基因里的原始本能会用一切来保护你，医护人员也在尽全力为你和腹中胎宝宝保驾护航。伴随着宝宝的第一声响亮的啼哭，新妈妈定会感到所有的付出都是值得的！

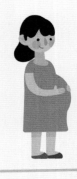

这些临产征兆需注意

规律性的宫缩、破水、见红是比较典型的临产征兆，需要尽快去医院。而除了这些，还有一些容易被孕妈妈忽视的现象，通常在临产前一个月左右开始显现，有下面这些情况，孕妈妈就不能只关注预产期了，要提前做好待产准备。

胃口突然大好

这是由于子宫底下降，使得子宫对胃的压迫减轻，导致孕妈妈的食欲增加。

这时，孕妈妈仍要注意饮食的清淡，少食多餐。尤其是产前检查显示胎宝宝较大时，更需注意饮食结构的合理性。

胎动减少

孕晚期，胎宝宝头部入盆，活动减少，导致宝宝变"乖"了许多。随着胎宝宝位置的下移，不像之前挤压胸腔，孕妈妈呼吸会比原来轻松。

此时只适宜做一些轻松的散步和专业的孕期助产操，不可因身体感觉相对轻松而做较多运动或长时间逛街、做家务等。

尿频

胎宝宝头部下降压迫膀胱，很容易导致尿频，如果在孕晚期夜间起床小便的次数突然增加，就表示产期临近了。孕妈妈睡眠可能会受到影响，建议早睡早起，或者白天补觉，以贮备分娩所需精力。

分泌物增多

临产前，子宫颈胀大，会导致黏稠的分泌物流出，这些分泌物可以润滑产道，使分娩时胎宝宝更容易通过。孕妈妈需要勤洗澡，常换洗内衣裤，避免细菌的滋生而导致生殖道感染。但如果是羊水流出就不要着急清洗，要尽快去医院。

待产包清单

待产包通常需要在孕中期就开始着手准备，预留一定时间给新衣物清洗、消毒，待产包宜放置在易取的位置，方便随时拎包出发。但每家医院规定不同，待产包里的清单仅供参考。

孕妈妈待产用品

衣物：2套以上的哺乳衣、哺乳文胸、月子帽和月子鞋等。

清洁护理用品：产褥垫、一次性内裤、卫生巾、湿纸巾等。

洗漱用品：软毛牙刷、牙膏、梳子、润肤乳、脸盆等。

母乳喂养用的：吸奶器、储奶袋等。

饮食：吸管、水杯、热水壶、饭盒、巧克力等小零食。

宝宝用品

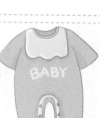

衣服：应季的新生儿衣服数套、包被、帽子、婴儿袜子等。

吃喝：奶瓶、奶粉、恒温水壶、维生素D滴剂等。

清洁：纸尿裤、湿纸巾、抽纸等。

洗护：小盆2个、婴儿纱布毛巾5条、护臀霜、婴儿沐浴露、婴儿身体乳等。

宝宝的衣物需要提前洗干净，晾晒好，因为不知道宝宝出生后具体多重，建议在准备NB码衣服的同时准备一些S码的衣物。

入院证件

提前准备好入院证件，可以防止胎宝宝发动的时候翻箱倒柜、手忙脚乱的情况。

病历、医保卡、身份证、银行卡、母子健康手册等放在同一个文件袋里。

另外，准妈妈可以将以前做过的产检单，提前整理好，放在档案袋或者文件夹里。

自然分娩的过程

　　自然分娩是一个持续性的过程，医学上为了方便把握分娩节奏，分为3个产程。这3个产程是以分娩过程中比较有代表的现象来划分的。每个人各个产程时间都会有差异。

第一产程：宫口扩张

　　自出现规律性的宫缩开始起，至宫颈口完全扩张达10厘米（俗称的"开10指"）这一过程，都算第一产程。初产孕妈妈需要10~12小时，经产孕妈妈则需要6~8小时。

　　在宫口渐渐打开的阶段，宫口每多打开一指大小，都会带来更明显的疼痛感。本阶段不需要用力，只需要承受疼痛，同时运用一些方法来缓解疼痛就可以了。

　　宫缩伴随着子宫间歇性强烈的钝痛，疼痛一阵一阵像海潮一样袭过来，痛感持续30~70秒，然后又停止，这时可以抓紧时间吃一点易消化的巧克力等零食补充体力，等待下一次阵痛的到来。每一次的阵痛间隔时间都在不断缩短，最后缩短到每2分钟一次时，宫颈口就基本要全部打开了。

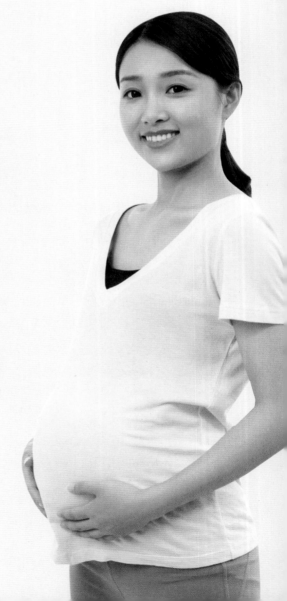

缓解疼痛的方法：

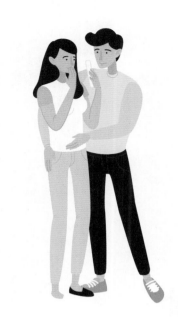

1 这一阶段，产妇尽量避免大声喊叫，可缓慢走动，保存体力。

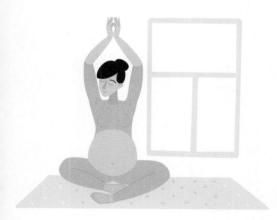

2 鼻子吸气，数 1、2、3、4；嘴巴吐气，数 1、2、3、4。交替进行，呼吸速度随着阵痛强度变化。

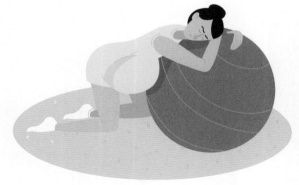

3 两手向前趴在墙上或扶住产床床头，腰部挺直，两腿打开至肩部 2 倍宽，吸气双腿伸直，吐气屈左膝；吸气双腿伸直，吐气屈右膝。左右交替使身体摇摆，有助于打开骨盆。

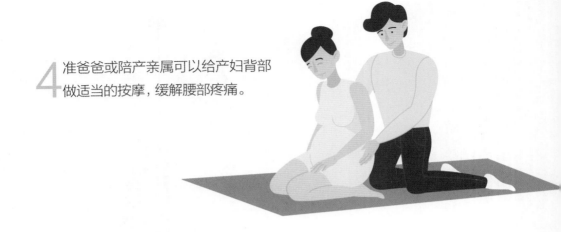

4 准爸爸或陪产亲属可以给产妇背部做适当的按摩，缓解腰部疼痛。

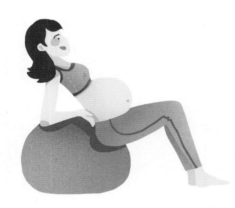

5 坐瑜伽球（最好直径是 75 厘米左右的瑜伽球），有助于加快产程，缓解腰部、外阴部的疼痛，上下起伏，左右摇摆。在孕妇坐瑜伽球的时候，丈夫可以帮助产妇保持平衡。

6 打无痛分娩针。宫颈口开到三四指时，若自己有意愿，且符合打无痛针的条件，就可以请麻醉师打无痛分娩针，打针的时候需要产妇配合，情绪要放松，千万不能动，避免麻醉失败。如果已经开到 6~7 厘米就比较晚了，没有打无痛分娩针的必要了。

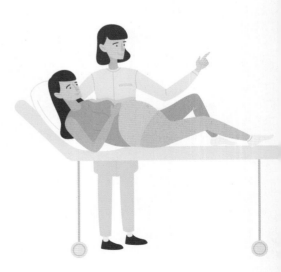

第二产程：胎宝宝娩出

从宫口全开到胎宝宝娩出的这段时间为第二产程，正常情况下，宝宝是自头部、肩部至身体的顺序全部娩出。这是分娩过程中最为痛苦的时刻，通常影视剧里生孩子大喊大叫的情节也是这一阶段，不过好在这一产程比较短，1~2小时，不是持续性的疼痛，而是阵痛。

本产程，初产妇和经产妇都需要差不多长时间。这一阶段同样不需要大喊大叫，要利用每次宫缩配合正确的呼吸法来使劲。

宫颈口全开，胎宝宝从产道下降，推送到会阴区，孕妈妈通常会有一种想要解大便的感觉。这时不管处于何种情况下，千万不能去卫生间，因为有这种感觉就代表宝宝即将娩出了，务必确保宝宝着地时的安全。

第三产程：胎盘娩出

第三产程是从胎宝宝娩出到胎盘娩出的过程，一般在 30 分钟之内，胎盘组织也会随着一阵宫缩娩出。

如果没有顺利将胎盘等组织娩出，医生则要将手伸入子宫，取出胎盘，这时可以施行硬膜外麻醉，以缓解疼痛。

胎盘娩出后，要检查产道有无裂伤并缝合伤口，这时也可以喷麻醉剂以缓解疼痛。产妇不要担心害怕，保持轻松的心态，相信医生，在医生的帮助下娩出。

姿势

通常生孩子时的体位是半躺在后背被支起的产床上，双脚放在支架上，两腿弯曲尽量分开，既方便宝宝娩出，也方便医生帮忙接生。

如何用力

借助宫缩的力量，向着自己骨盆的方向聚集力量，屏住呼吸用力，然后再一次短暂地吸气，交替进行。将力气用在肛门口，如同解大便那样用力，双手可以拉住产床上的扶手借力。

换气

宫缩是很珍贵的时段，产妇需要配合用力。这就要求宫缩来的时候要正确使劲，中间换气的时间要短，马上深吸气继续向下用力。宫缩就是宝宝在努力向外顶，妈妈也要同时助他一臂之力，让他早点来到你身边哦！

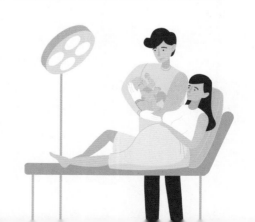

分娩时应注意哪些事

　　每个人分娩的时间都不同，快则几个小时，慢的则需要几天，产妇需要有足够的耐心和信心。丈夫参加陪产有许多好处，可以减少产妇的焦虑，增进夫妻感情，提升爸爸的责任感。同时，医院对陪产人也有要求，并非人人都适合。在分娩时，有情况多与医生沟通，尽量配合医生。

放松心态

　　虽然不建议产妇在分娩时大声喊叫，但是也不主张过分压抑自己，在阵痛的时候可以呻吟，"好痛啊"可以说出来，但是需要注意经常深呼吸，使胎宝宝有呼吸到氧气的机会。

　　每个妈妈都是伟大的，当你忍受剧烈的痛苦时，宝宝都在和你一起使劲，他或许也在经历着"蜕变"时彻骨的疼痛。如果产妇呼吸不对，宝宝还会缺氧，这样想是不是就能更冷静些？

陪产人的选择

　　不同的医院规定不同，有些医院规定不可以有人陪产，也有的医院规定可以由1~2名亲属陪产，对于心态过于紧张或需要陪同的孕妈妈，可以自行安排亲属陪产。

　　孕妈妈需要选择合适的陪产人，如果伴侣或父母心理素质不好，脾气过于暴躁就不适合随同陪产。还有些患高血压、晕血症等病症的亲属也不适合陪产。

　　另外，如果孕妈妈感觉亲属在旁边会影响自己专注分娩，也可以提出不需要陪产。

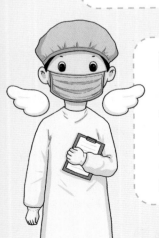

配合医生

　　医生是辅助生产的最主要人员，他们有着专业的医学素养和丰富的分娩经验，可以引导孕妈妈更加顺利地生产，并且对于生产过程中可能出现的突发情况也能有科学的处理措施，孕妈妈切忌因为害怕而产生逆反心理，切不可急躁、鲁莽，以免影响分娩的顺利进行。

拉玛泽呼吸法

　　拉玛泽呼吸法可以帮助孕妈妈在分娩过程中，将注意力集中到呼吸上，从而减轻生产痛苦，使孕妈妈克服恐惧，轻松生产。孕妈妈可以在孕后期多加练习，形成肌肉记忆，熟练呼吸技巧，到时候可以轻松应对。拉玛泽呼吸法包括 5 个动作——胸腹呼吸法、轻浅呼吸法、浅的呼吸法、吹蜡烛运动和用力推。

准备阶段：孕妈妈可以在客厅或床上盘腿而坐，放一段舒缓的音乐，让自己的身体放松下来。训练时要特别注意，如果感到有些累了就停下来。

拉玛泽呼吸法的 5 个步骤

胸腹呼吸法	宫口扩张 2~3 厘米时，子宫每 5~20 分钟收缩一次，每次收缩长 30~60 秒随着宫缩的节奏来调整呼吸	用鼻子慢慢吸气，同时感觉胸部微微凸起，再用嘴缓缓吐气，胸部恢复原位，腹部始终保持放松状态	
轻浅呼吸法	宫口扩张 3~9 厘米时，子宫每 2~4 分钟就会收缩一次，每次持续 45~60 秒	在胸腹呼吸基础上，根据宫缩速度和强度来调整呼吸的速度和深度。宫缩变快变强，呼吸变快变浅	练习时连续 20 秒
浅的呼吸法	宫口扩张 7~10 厘米，时子宫每 60~90 秒就会收缩一次，子宫的每次收缩维持 30~90 秒	孕妈妈先将空气排出后，深吸一口气，接着快速做 4~6 次的短呼气，感觉就像在吹气球	孕妈妈练习时每次呼吸能够稳定到 45 秒，并逐渐加长，直到 90 秒为止
吹蜡烛运动	第一产程的最后，这时不需太用力	孕妈妈先深呼吸一口气，接着短而有力地哈气；可以浅吸 4 次，接着一次吐出所有的气	练习时保持至少 90 秒
用力推	宫颈全开，胎宝宝即将娩出	下巴前缩，略抬头，用力使肺部的空气压向下腹部。需要换气时，保持原有姿势，马上把气呼出，同时马上吸满一口气，继续憋气和用力，直到宝宝娩出	练习时孕妈妈每次保持 60 秒，适度用力

可能会遇到的常见情况

在紧急情况下，人们的关注点会非常集中，高度集中的注意力有助于产妇顺利、高效地进行分娩。在分娩时，可能会遇到一些意外情况，让产妇感到尴尬，但是这些情况也是普遍存在的，不用放在心上，要及时调整心态，配合医生顺利分娩。

异性大夫

生产时有产科大夫、助产士、麻醉师等帮助分娩，其中有异性大夫是很常见的事情。如今，随着大家观念的改变，大多数孕妈妈及准爸爸是可以接受男性助产大夫的。

但也不乏少数思想比较保守的孕妈妈介意分娩时有异性大夫在场。首先可以换个角度去思考，分娩是一个复杂的过程，医生或助产士都是帮助母子顺利渡过难关的，并不需要上升到羞耻感这个层面。而且，分娩的经验丰富与否和技术水平的高低跟性别没有必然关系，有些男性大夫的助产经验非常丰富，手部更有力量，可保障母子的安全。

若是因为某些心理因素很难接受，可以大大方方告诉医生。"可以请女医生帮我吗？不是因为其他原因，就是因为我难为情。"大方说，也没事。

如果分娩时遇到比较紧急的情况，建议孕妈妈和亲属把注意力放在病情上而不是医生性别上，以免耽误时间。毕竟大人和小孩都平安才是重要的！

分娩时呕吐或排便

对于分娩，不同的产妇有不同的反应，有的产妇在开宫口时伴随恶心、呕吐的症状，这种情况一般是由于分娩时宫缩痛导致的，或者无痛分娩的麻醉导致血压骤然下降所引起的，通常感到恶心和呕吐也说明宝宝快要生出来了！

另外一种常见的现象，通常是在第二产程时，产妇用力的过程排出大便或尿液，这说明产妇用力的方法是对的，不必感到尴尬，医生和助产士们经常接生新生儿，这种情况都见习惯了。通常伴随着胎宝宝的娩出，会有羊水、胎粪等，助产士会及时清理。

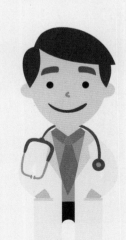

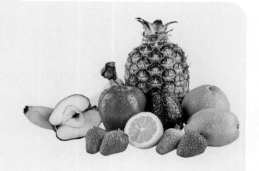

侧切或撕裂

有统计表明，90% 以上自然分娩的初产妇会经历侧切或撕裂。

胎宝宝娩出时发生撕裂原因有很多，如产妇的产道弹性不佳、胎头较大或发生急产等，这些情况导致胎宝宝头部娩出时，发生阴道、会阴和肛门撕裂。根据撕裂的等级，医生会进行缝合，这一过程可以打麻药。但产妇还是会感到比较疼，需要积极配合医生。

侧切则是医生根据产妇自身的体质、胎宝宝的大小、会阴的弹性3 个因素综合评估后，进行的人为扩大产道口措施。

侧切的优势：

有效缩短产程，减少胎宝宝缺氧发生的概率。

有效减轻胎宝宝头部对阴道的扩张，一定程度上保护阴道的弹性。

有效预防产后 7 天内发生的会阴损伤等并发症。

带给产妇的疼痛比较轻微，后期恢复比较快。

侧切后如何护理

1. 保持伤口干燥与清洁。勤换卫生巾，如厕后由前往后冲洗，然后擦拭干净。

2. 产后多吃膳食纤维丰富的蔬菜、水果等食物，多喝水，避免油腻、辛辣刺激食物。

3. 不要提重物，也不要用力排便，以免缝线崩裂。

4. 产后 40 天内禁止性生活。

5. 如有红肿、开裂、不明液体渗出的情况，尽快请医生治疗。

会对生活产生影响吗

撕裂和侧切时，医生在会阴伤口的缝线基本都是人体可吸收的线，表皮的线可在 2 周左右慢慢吸收。会阴局部组织的供血也较丰富，恢复能力比较好，只要注意保持清洁和干燥，一般 1 个月左右可以完全愈合。并不会对正常排尿和性生活产生影响。

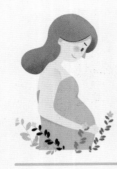

无痛分娩

无痛分娩目前在国内的普及率较低，其中的主要原因是大多数人对无痛分娩不够了解。无痛分娩具有减轻产痛、使母婴更安全的特点，随着人们观念的提升，可能越来越多的人会选择无痛分娩。

无痛分娩的现状

目前在医院广泛应用的分娩镇痛方法是麻醉医生在产妇后腰硬膜外腔位置穿刺并置管，缓慢地注入镇痛药物，阻断分娩时痛觉神经的传递，从而达到减轻或避免产痛的目的，无痛分娩能减少剖宫产发生的比例。在分娩过程中，可以减轻产妇分娩时的疼痛，减少不必要的耗氧量，防止母婴发生代谢性酸中毒，还能够避免子宫胎盘减少，改善胎宝宝氧合功能。

无痛分娩在很多年前就已成熟，在一些欧美国家普及率甚至达到80%以上，在国内正慢慢被人接受，采用无痛分娩的产妇在逐年增加。

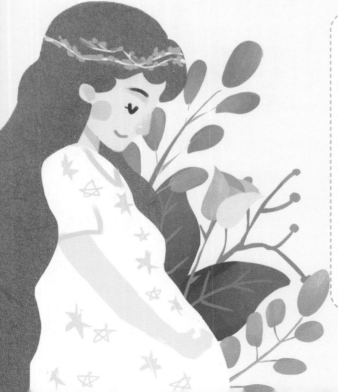

无痛分娩的优势

1.技术成熟，无痛分娩距今有100余年的历史，国外普及率很高，出现并发症的情况很低。

2.对产妇有好处，避免产妇因难以承受剧痛而产生过激行为。

3.缩短产程，降低剖宫产率及产后出血率。

4.对胎宝宝安全，改善胎盘血流量，降低胎宝宝缺氧和新生儿窒息发生的概率。

哪些人不适合打无痛分娩针

1. 阴道分娩禁忌证，如胎宝宝头部不对称、胎宝宝窘迫、骨盆异常等。

2. 麻醉禁忌证，如脊椎畸形、产妇背部有皮肤感染、严重腰椎间盘突出、严重高血压等。

3. 凝血功能障碍。

4. 妊娠并发心脏病、药物过敏、腰部有外伤史的孕妈妈则要由麻醉师评估决定。

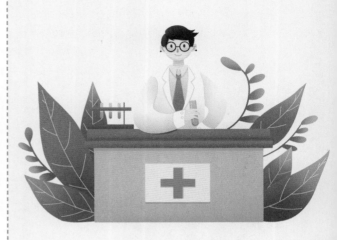

无痛分娩也会痛

很多人认为打完无痛分娩针生孩子就一点也不痛了，其实不是，无痛分娩针只是把疼痛减轻了一大半，降到了可以接受的程度。

通常，如果没有特殊需求，宫口开到 2~3 厘米的时候，医生才会安排注射，前期的宫缩疼痛还是需要产妇承受。通常在宫口即将全开的时候，医生会停止无痛药物注射，让产妇自己完成生产，以方便产妇用力，需要产妇做好心理准备。

无痛分娩对宝宝有影响吗

很多人担心采用无痛分娩，麻醉药会进入胎宝宝体内，影响宝宝的健康。其实这个说法是不科学的，无痛分娩过程使用的麻醉剂是普通剖宫产的 1/10-1/5，也就是淡淡的麻药。而且采取的是硬膜外间隙注入麻醉剂，并不会直接进入血液循环，进入胎盘的药物更是微乎其微，对胎宝宝的健康并没有影响。无痛分娩不仅对胎宝宝安全，对母乳喂养也没有影响。

打无痛分娩针保持多久

无痛分娩针正常的情况下会维持大概 5 小时。这一项高端的医疗技术本身是不会影响产妇自身的正常生理机能的，因为其中的麻醉药成分相对来说是很低的。

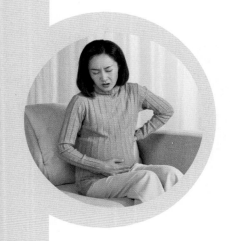

腰痛？无痛分娩不背这个"锅"

很多人说无痛分娩会导致腰痛，很多专业产科医生表示，麻醉药剂不是腰酸背痛的原因。腰酸背痛的原因与孕期脊椎压力、日常姿势有关，另外也与产后带孩子劳累、腰部受凉等多种因素相关。

无痛分娩会影响产程吗

无痛分娩针不影响宫缩和产妇产程的进展，反而有利于产程的顺利进行。

产程主要是由骨盆条件、胎宝宝等各种因素综合决定的，无痛针的不良反应不明显。

产程	优势
第一产程中	无痛分娩可大幅度减少产痛，使产妇在精神上得到充分的放松休息，从而使第一产程缩短
第二产程中	显著降低产痛，使产妇更专注、有效地用力，使产妇分娩时不会太痛苦
第三产程中	此时的疼痛来源于缝合会阴伤口，而无痛分娩的镇痛效果更便于产妇配合医生的缝合，使缝合更顺利

有风险？这样规避

　　无痛分娩的使用，需要对产妇的身体状况进行一系列的评估，排除不适合打的状况。无痛分娩作为一项成熟的技术，对于绝大多数产妇都是有效的，但也存在极少数异常的情况。

1. 不同的产妇体质不同，如遇产妇对麻醉药剂不敏感的情况时，就存在达不到镇痛预期效果的情况。

2. 如果在打针的过程中将硬脊膜刺破了，就有可能引起产妇的头痛。这个时候可以让产妇平躺，或者多喝水、服药，来有效地缓解产妇的头痛。

3. 如果产妇的血管比较怒张，就很容易使导管进入硬脊膜外的腔血管内部。这个时候就起不到止痛的效果，还需要重新再打，给产妇带来一定的影响。

　　因此，孕妈妈有打无痛分娩针的想法时，通常需要提前预约，使麻醉师可以有更充分的时间评估，最大限度地规避风险。

理性看待无痛分娩

　　无痛分娩总体上来说是利大于弊的，也得到了国家的倡导。

　　分娩时，不要一味追求自然分娩而拒绝用药，也不要为了追求无痛而不听医生的建议。最理想和理智的状态应该是知道所有的镇痛技巧的原理，掌握一些自然镇痛的方法，同时对药物镇痛保持开放的心态，有需要的时候就用，相信自己能承受产痛则不用，理性对待。

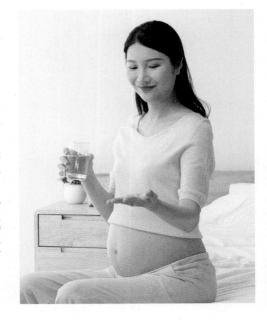

分娩时的特殊情况

这些情况，可能不会发生在你身上，但也需要提前了解一下。如果真的发生，也不必过于慌乱，如今妇产医学这么发达，只要理性应对，并及时地求助医生，一般都能解决。

顺转剖

需要顺转剖的因素	剖宫产原因
胎盘因素	胎盘前置、胎盘早剥等
胎位因素	胎宝宝处于横位、臀位等
阴道异常因素	宫颈水肿、盆腔有肿瘤等
产程	滞产等
其他因素	胎宝宝窘迫、脐带脱垂等

胎盘早剥

待产过程中，如果孕妈妈的阵痛转变为持续性的腹痛，且阴道流血有所增加，则可能为胎盘早剥。胎盘早剥会使胎宝宝必需的氧气和营养长时间得不到补充，严重影响胎宝宝发育及安全。如有症状就需要立刻去医院进行监测，必要时进行剖宫产。

脐带脱垂

大多发生在分娩的过程中，最常见的情况是胎宝宝头部比较高及胎位不正时，而产妇臀部没有抬高或者选择高位破膜等原因。

通常在医生的谨慎处理及产妇的配合下可能顺利进行分娩。而在紧急情况时立即选择实施剖宫产。

胎宝宝窘迫

胎宝宝窘迫主要表现为胎心音的改变、胎动的异常等，需要尽快让医生诊断。原因可能是孕妈妈患妊娠高血压、慢性肾炎等疾病，或者由于脐带压迫胎宝宝，解胎便或者胎头下降受到骨盆压迫以及羊水等原因造成。

子痫

子痫有可能发生在分娩前后或者分娩时，是妊娠期高血压病情最严重的阶段。症状表现为产妇抽搐、全身强直阵挛性抽搐、昏迷等。

免疫功能异常、有子痫个人病史或子痫家族史的孕产妇需要注意。

产中及产后大出血

顺产胎宝宝娩出到24小时内出血量500毫升以内属于正常，但是一般产后2小时内出血量达到400毫升以上就需要告知医生，采取措施干预。剖宫产后也需严密观察，一般超过500毫升也要寻找出血点，采取措施止血。

麻醉意外

当采用剖宫产或无痛分娩时，产妇有可能会出现对麻醉药物过敏或者出现意外的情况。因此在采取麻醉前，需要经过严密的检查与评估，产妇有其他病史需要提前告知医生，并且遵守麻醉前的禁食禁水等规定。

急产

从有规律宫缩到完成分娩，少于3小时一般就称为"急产"。

准备

如果来不及上医院，就发现孩子已经快生出来了，最好先打120呼叫医护人员，产妇先躺在床上，在臀下垫上干净柔软的毯子，方便接娩出的宝宝。

宫缩

宫缩时，产妇不要大声喊叫，要配合呼吸，吐气的时候不用力，可以将手放在胸部和肚子上，慢慢进行深呼吸。

分娩

用清洁过的手轻轻压住阴道与肛门间，帮助胎头娩出。让胎头娩出后轻轻下压胎头，帮助前肩娩出，再轻轻向上抬胎头，帮助他后肩娩出。剪脐带最好等医生来处理，如需自己剪，则需至少距离宝宝肚脐5厘米以上打结。

分娩后

使宝宝清洁、保暖。通常孕妈妈会在生出宝宝后15分钟内，伴缩再次宫缩娩出胎盘，如果没有，等医生处理。分娩完，新妈妈和新生儿都需要在医院做身体检查。

其他无痛分娩的方式

孕妈妈还可以通过选择专业无痛分娩方式和积极的自我心理干预来达到镇痛的目的。

导乐分娩

"导乐分娩"是指由一位经验丰富的助产士陪伴准妈妈分娩的过程，这位助产士会在产妇分娩过程中给予技术指导、心理安慰以及情感支持等。

在分娩的时候，助产士可以监测产程，有问题时与医生沟通；辅助产妇进行助产操，用正确的呼吸方法，使分娩前的宫缩更有效；及时抚慰产妇，适当按摩，减轻疼痛；对产妇进行心理疏导以及情感支撑，以消除产妇分娩过程中过于焦虑、紧张等不良情绪，能极大地增强产妇的自信心。

催眠分娩

尤其是第一产程中，产妇可以持续地、集中地，把注意力集中在其他事情上，从而忘记周围的环境，进行到一种超感知的状态。用在分娩时，可以帮助产妇提高自信心，增加分娩的动力，更积极地面对产痛。

产妇可以试试盯着墙上某个地方，专注于自己的呼吸，进入冥想状态。

有条件时，可以请专业的催眠师指导进行，也能通过催眠技术实现无痛分娩。

水中分娩

水中分娩即站在温水中淋浴，或者浸泡在分娩池或温水浴盆中分娩。新生儿娩出时完全浸没在水中直到身体全部在水下娩出，随后立即将新生儿抱出水面。

水中分娩的优点是水可以给孕妈妈带来放松、安抚和宁静的感觉，分散了对疼痛的注意力。同时可以利用水的浮力来减轻腰部的负担。

分娩时准爸爸的作用

一个可爱的宝宝娩出，是夫妻双方共同努力的成果，当产妇感受到强烈的疼痛时，丈夫务必在身边给予分娩鼓励，在身体和心理上给予关怀。

整理陪产用品

准爸爸需要熟悉待产包里的每一件物品的位置及作用。产妇进产房后，准爸爸需要将新生儿衣物、包被、纸尿裤等交给护士。携带能量补给零食和擦汗毛巾等。

为妻子按摩，缓解产痛

第一产程中，产妇一般还没进产房，准爸爸需要帮助提醒妻子通过深而缓的腹式呼吸，使腹部放松。帮妻子按摩腹部和腰部，起到缓解阵痛的作用。协助妻子补充些高热量、易消化的食物和充足的水分，以保存体力。

选择合理的分娩方式

自然分娩有利于产妇身体恢复，也有利于宝宝的健康，是产妇首要选择。如果产妇同意打无痛分娩针，准爸爸应予以支持。如果准妈妈产程不顺利、有难以逾越的心理障碍时，或者具有某些疾病并发症不能顺产时，则需要进行剖宫产。准爸爸应尊重准妈妈的意见，根据实际情况和医生的建议，合理选择分娩方式。

冷静陪产，安心待产

如果丈夫陪产，则需要冷静而理性地面对妻子的分娩过程，为妻子带来正能量的心理作用，不能干扰医生和助产士的工作。可以给妻子擦汗、交流、遵医嘱进行能量补给。

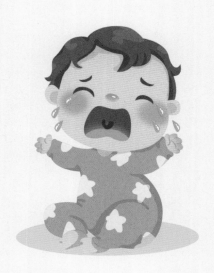

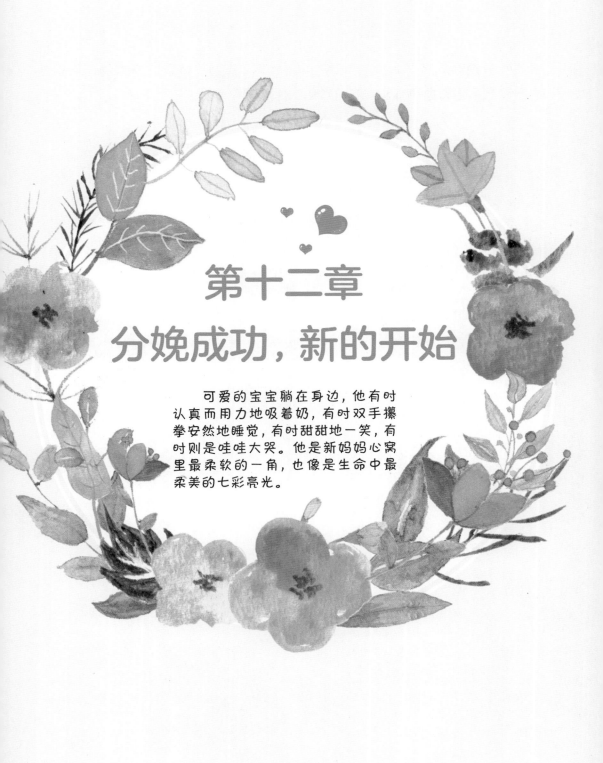

第十二章

分娩成功，新的开始

可爱的宝宝躺在身边，他有时认真而用力地吸着奶，有时双手攥拳安然地睡觉，有时甜甜地一笑，有时则是哇哇大哭。他是新妈妈心窝里最柔软的一角，也像是生命中最柔美的七彩亮光。

顺产后的 24 小时：新妈妈护理

分娩消耗了产妇大量的精力，分娩后，产妇身体还比较虚弱，身体的激素水平也在急剧变化，产后身体的保养非常重要。

饮食有禁忌，补铁需注意

经过艰苦的分娩，新妈妈此时身体非常虚弱，可以吃一些新鲜的蔬菜、水果等，还需要吃些清淡的鱼、肉、虾类补充优质蛋白质，不能吃油腻食物或喝高汤，以防堵奶。分娩出血较多，可以多吃一些含铁比较高的食物，必要时口服 3 个月补铁剂。清淡饮食、均衡营养，和孕期的饮食差不多。

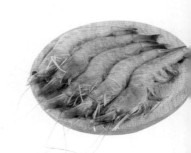

含铁量比较高的食物	
动物肝脏	猪肝、鸡肝、牛肝、羊肝等
动物血	猪血、鸭血等
瘦畜肉	猪肉、牛肉、羊肉等
海产品	鱼、虾

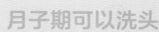

多喝水，多排尿

顺产的妈妈分娩时膀胱会持续受到压迫，导致很多新妈妈有尿意但难以解出，这时可以多喝水，1 小时上 1 次厕所，或听水龙头水声，诱导排尿。

产后 4~6 小时就可以自主排尿，如果尿液无法及时排出，可能会影响子宫收缩和乳汁分泌，严重者导致产后出血。

月子期可以洗头

产妇出汗量比较大，怀孕的时候，孕妈妈体内的血液容量是增高的，生完宝宝后，多余的血容量就需要通过大量排汗来降低。产妇有需要可以洗澡、洗头，但要注意保暖，尽快吹干头发。

月子期间会有约 40 天的恶露期，这期间需要保持会阴的清洁，每天清洗会阴处，同时勤换卫生巾和内衣裤。

早接触，早吸吮

当助产士接生完宝宝后，会对宝宝进行清洁、脐带处理，尽快使宝宝趴在产妇的胸前，这时宝宝天生的寻乳反应会促使宝宝找到妈妈的奶头，并开始吸吮母乳。

让宝宝早接触妈妈，可以给宝宝带来安全感，有利于亲子关系的建立。早吸吮，有利于尽早开奶，使宝宝尽早吃到珍贵的初乳。

早下床，多休息

分娩完成后，新妈妈稍微休息一下，即可下床走动了，走动有助于加快身体血液循环，促进产后恶露的排出。

新生儿的睡眠时间比较多，通常哭了就是尿尿、排便以及饿了这些原因，会比较影响新妈妈睡眠质量，新妈妈可以与宝宝保持作息时间一致，白天宝宝睡觉，新妈妈也可以陪着睡。

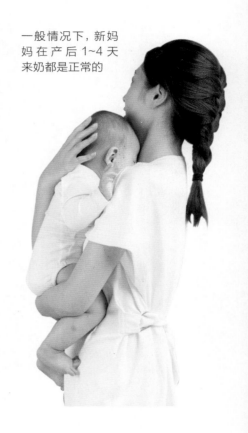

一般情况下，新妈妈在产后 1~4 天来奶都是正常的

新爸爸需要这么做

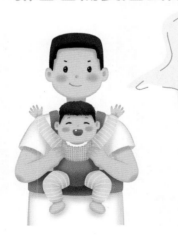

■悉心陪伴和照顾新生儿，晚上多让新妈妈休息。

■亲自照顾宝宝。也许有长辈或月嫂帮忙，但是新爸爸一定要把自己的职责放在第一位。

■理解妻子情绪上的变化，给予包容和理解。

■站在妻子这一边。育儿观念与长辈冲突的时候，及时安抚妻子，协调家庭矛盾。

■尽快适应爸爸的角色。

剖宫产后的 24 小时：新妈妈护理

通常产妇在剖宫产后一周左右伤口才能愈合。剖宫产后需要按要求禁食，多翻身促排气和促进恶露的排出。

术后 6 小时之内禁食

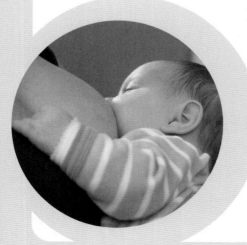

在手术后 6 小时内禁食禁水。如果马上进食，会增加肠道负担，而且会造成便秘、产气增多、腹压增高等情况。如术后妈妈觉得口干，可用棉签蘸温水擦拭嘴唇。

6 小时后可以吃一点流质食物，如米汤等，但是也要注意尽量少吃。

一般是 12 小时后，胃肠功能恢复，肠蠕动正常，肛门可以自行排气之后才能喝牛奶，或者吃一些半流质食物，如鸡蛋汤、粥、面条之类。不可过早进补，如果马上进食大补的食物，会延长恶露排净的时间。

半卧位

刚手术完的妈妈需要多休息，不宜一直平卧，建议采取半卧位。一般在术后 6 小时可以尝试做翻身动作，应在家属或医护人员的协助下翻身，翻身时动作要轻柔，不要过快、过大，一般半小时翻一次身，增加床上的活动量，促进恶露排出，使麻痹的肠胃恢复得更快。

2 小时后可进行母乳喂养

剖宫产的妈妈应当在新生儿脐带处理完毕后，与宝宝进行局部的皮肤接触。一般术后新妈妈与宝宝会分开 2 小时左右，这期间可以先用吸奶器帮助开奶，与宝宝在一起后尽快让宝宝吸吮乳头，以加速初乳的分泌，可以采用侧躺喂奶的姿势。

同时，宝宝的吸吮也可以促进子宫收缩，减少子宫出血，加速伤口的恢复。

注意排尿

剖宫产新妈妈术后 24 小时，医生会将导尿管拔掉。在上完厕所后应该用清水进行外阴冲洗，保持清洁，避免感染。

多休息，定时查看刀口

分娩消耗体力，术后伤口还没稳定，剖宫产新妈妈也需要在 24 小时内多多休息。尽量减少不必要的打扰，特别是亲友的探视，待新妈妈身体恢复后再来探视。剖宫产新妈妈及家属应该定时查看腹部刀口的敷料有无渗血。留意手术后恶露排出的情况，流血过多或者无恶露排出均属于不正常现象，应及时告知医生。

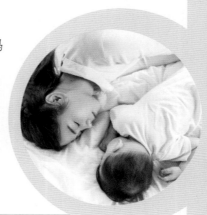

使用收腹带

收腹带可以促进伤口的愈合，同时还能帮助器官归位。如果是易过敏体质的产妇，尽量选择纯棉材质的收腹带，一般需要佩戴 3 个月，吃饭或睡觉前可以摘下来。剖宫产新妈妈一定要等伤口愈合后再戴收腹带。无论是顺产还是剖宫产，最好等出了月子再戴收腹带，给器官自我收缩回位的机会，不要着急，以免把器官过早地固定在错误的位置。

24 小时后可下床走动

剖宫产新妈妈在手术 24 小时后，可以缓慢尝试起身，并下床走动，不仅能帮助新妈妈更快排气，还能促进恶露的排出，有利于肠道功能的恢复。月子期间，每天坚持活动 3~4 次，稍微舒缓一下筋骨，也可以促进伤口的愈合。

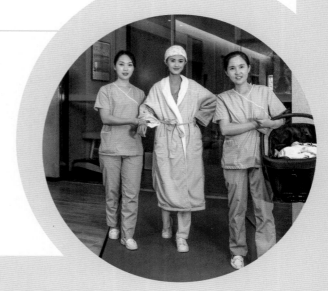

新生儿的护理

　　新生儿的护理是一项复杂而琐碎的工作，虽然宝宝的状况各不相同，却有一定的规律可循。使宝宝感到舒适，他就能吃得好、睡得香，新妈妈也更省心。

脐带护理

　　新生儿脐带未脱落时，可用75%的医用酒精清洁，每天2次。洗澡时注意贴好护脐贴，浴后消毒擦干。保持肚脐干燥，防止尿液沿尿布洇湿肚脐。

按需喂养

　　新生儿没有"一日三餐"的概念，饿了就喝奶。通常是3~4小时需要喂一次，起初一次大约喝奶30毫升。3个月以内按需喂养，随宝宝食量需求调整奶量。

如何冲奶粉

　　奶粉罐或外包装上通常都有冲调比例，冲泡奶粉的适宜冲调温度一般是40-50℃。奶瓶中先注入水，再放入奶粉。舀奶粉要借助罐口边缘刮平，严格按冲调比例冲调，太浓会加重宝宝的肠胃和肾脏负担，太清则导致宝宝营养不良。

及时接种

　　接种疫苗（卡介苗＋乙肝），采足跟血。

每天睡 16~22 小时

　　新生儿不分白天、晚上，排除尿尿、排便弄得不舒服会哭的情况，基本都在吃奶和睡觉。新生儿睡觉不建议用枕头。

如何给宝宝洗澡

　　洗澡时尽量不要让腹部泡水，可以托住宝宝的头部清洗头发。再托住背部清洗四肢和脖子、屁屁。

　　如果室内温度不能保证，担心宝宝洗澡会感冒，也可以经常拿纱布毛巾帮宝宝轻轻擦拭面部及身体，尤其是褶皱处，再扑上痱子粉，使宝宝舒适。冬天浴后应涂抹润肤霜。

勤换纸尿裤

新生儿每次拉完便便或尿了几次就需要更换纸尿裤，并用洁净的纱布毛巾清洗屁股，然后晾干，再涂抹护臀霜，以防尿布疹。如果没有拉大便，纸尿裤也需要至少3小时更换一次，避免细菌的滋生。勤快的新妈妈也可以用传统棉尿布和隔尿垫，让宝宝更舒适。

给宝宝换纸尿裤和衣服时可以将宝宝翻侧身更换，而不要将宝宝的两条腿高高提起，避免宝宝幼嫩的脊椎受到压力。

不要捂太厚

很多长辈喜欢将新生儿捂太厚，总是担心把孩子冻着了。其实不是的，新生儿只要肚子、脚不着凉就可以，盖的被子应比大人稍微薄一点。

宝宝暖不暖可以通过观察得知，如果宝宝面色正常，后背无汗，说明不需另外采取保暖措施，有汗则需减衣。新生儿手指凉是正常现象，大人给捂捂手就可以，若手心凉就需加衣。

早教可以开始了

新生儿的视力发育还未完善，但是有一些先天性的反射，比如惊跳反射、吸吮反射、抓握反射等。可以拉一拉宝宝的小手，帮宝宝蹬蹬小腿，轻揉几圈肚子，拍拍背，都能给宝宝带来很有益的刺激。同时，可以多跟宝宝说一些话，唱一些童谣，不要担心他太小听不懂。

抚触做起来

新生儿抚触，是大人通过双手对宝宝皮扶进行有次序、有手法技巧的科学抚摸，抚触可以提高宝宝的睡眠质量，改善消化不良的现象，促进触觉发育，还有利于安抚宝宝的情绪，增进亲子感情。

进行抚触前，需要将室温调至25℃左右，手上涂上婴儿抚触油，并搓热双手，轻柔地抚摸宝宝的头部、面部、腹部、四肢等部位。

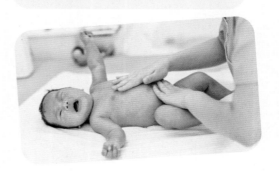

新生儿常见的情况

新生儿黄疸

　　临床上约有85%的新生儿会在出生一周内出现黄疸，主要是由新生儿肝脏功能发育不完善，血中的胆红素浓度升高引起的。一般情况下，黄疸值在12以下无须人为干预退黄，让宝宝多吃多排泄，晒晒太阳即可。如浓度过高就需要去医院治疗，进行药物或者照蓝光退黄。

生理性黄疸

　　生理性黄疸大多出现在新生儿出生后第2~3天。面部、颈部发黄，严重的情况遍及躯干及四肢肤色呈现特别黄的肤色。一般无其他症状。

病理性黄疸

　　病理性黄疸一般出现在新生儿出生24小时内，且持续时间长。新生儿除皮肤、黏膜及巩膜黄染外，还伴有精神不振、睡眠增加、容易受惊以及四肢僵直或抽搐等症状。

黄疸如何预防

　　初乳对宝宝身体有很大的好处，尽早吸母乳有助于正常肠道菌群建立，可加速胆红素的排泄，预防黄疸。同时减少药物的使用，预防早产等也能减少新生儿黄疸的发生率。新生儿一定按需喂养，喂足量，以防因摄入不足引发黄疸。有的医生会给新生儿开具益生菌，让宝宝多吃多排泄。

吐奶

　　宝宝大部分时间处于卧位，胃呈水平状态，加之肠胃功能发育不全，很容易出现喝奶后反流的现象，引发吐奶。正常4~6个月后情况就会好转，只要没有其他症状、影响体重发育就没关系。可以喂奶后竖抱一会宝宝，拍一拍后背，不要吃奶后马上将宝宝平放在床上。

尿布疹

尿布疹多表现为宝宝的臀部与尿布接触区域的皮肤发红，出现斑丘疹或疱疹，严重时会出现溃烂及细菌感染。

尿布疹的原因是尿布包裹部位不透气、不卫生。建议可以更换透气性更好的纸尿裤，也可以换大一码的纸尿裤，并勤更换。也可在宝宝刚排便排尿后，暂时不穿纸尿裤，使宝宝臀部通风干燥。另外，宝宝大便后应及时处理，注意排便部位的清洁。严重时需去医院治疗。

通常宝宝拉肚子时，更易引发尿布疹，建议给宝宝护理尿布疹问题时同时关注宝宝的肠胃问题。

湿疹

婴儿湿疹是一种常见的、由内外因素共同引起的过敏性皮肤炎症。宝宝湿疹不严重的话，可以用炉甘石洗剂，以医用棉签涂抹，严重时需要去医院治疗。

有的湿疹是由宝宝对牛奶过敏引起的，可以了解一下宝爸宝妈有没有牛奶过敏的现象，进行参考。如果是牛奶过敏，则需更换过敏体质专用奶粉。

注意宝宝衣服、用品的清洁，尽量不用洗衣机洗宝宝衣物，而应手洗，使用婴儿专用洗涤剂，并在阳光下晒干。

打嗝

打嗝是新生儿一种常见的症状。新生儿易打嗝是膈肌痉挛、横膈膜连续收缩所致。宝宝打嗝时间有可能可持续 5~10 分钟，但是爸爸妈妈不必为此担心，打嗝本身对孩子的健康并无任何不良影响。

可以在宝宝打嗝时抱起宝宝，拍拍后背，喂一些水，让宝宝感觉舒适些。

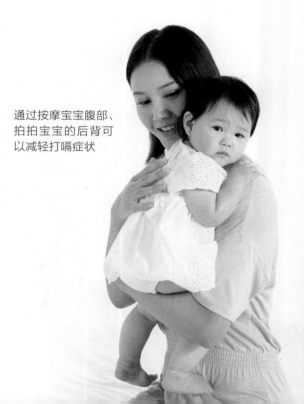

通过按摩宝宝腹部、拍拍宝宝的后背可以减轻打嗝症状

母乳喂养

不同阶段的母乳营养不同，中国营养学会推荐的断奶年龄是 2 岁。如果条件允许，至少需要喂到宝宝 1 岁后再断奶。

珍贵的初乳

哺乳妈妈产后 7 天内分泌的乳汁即初乳，俗话说"初乳赛黄金"。其中富含抗体、蛋白质和各种酶类，是最适合宝宝食用的"特制餐"。初乳的颜色呈透明、黄色或淡黄色，其中的活性物质能帮助宝宝建立免疫屏障。

过渡乳

哺乳妈妈产后 7~14 天间所分泌的乳汁称为过渡乳，此时乳汁分泌量变多，颜色逐渐变白，蛋白质相对减少，脂肪、乳糖逐渐增加，是初乳向成熟乳的过渡。母乳易于消化，哺乳妈妈每天需要哺乳 8~12 次，每次吃奶时长在 10 分钟左右。

成熟乳

产后 14 天后所分泌的乳汁称为成熟乳。成熟乳颜色看起来要比牛奶清一些，每次哺乳又可分为前奶和后奶。哺乳时应让宝宝充分吸收一侧乳房，吸干后奶之后再换另一侧乳房吸吮。后奶中含有更适合宝宝成长所需的蛋白质、脂肪和更多的乳糖以及丰富的维生素和矿物质。

晚乳

新妈妈产后 10 个月后，乳汁的分泌量和营养成分会逐渐减少。这是身体自然调节的表现，乳汁的营养是随着宝宝的成长需求变化而变化的。同时也受到上班复工、熬夜劳累、饮食结构变化、哺乳次数减少、使用吸奶器等影响，母乳会因这些原因变少。若想增加母乳量，可多让宝宝吸吮。

新妈妈的喂奶姿势

正确的哺乳姿势可以使新妈妈减少哺乳带来的劳累，还可以刺激宝宝的口腔动力，有利于吸吮。

半躺式：最舒服的姿势

半躺式的哺乳姿势在新妈妈分娩后的最初几天是非常合适的。新妈妈不必起身，后背用枕头垫高，斜靠着躺卧，让宝宝趴在妈妈的身侧，宝宝会自己找乳房，半躺式的方法可以使妈妈全身放松，宝宝全身和妈妈贴在一起，妈妈可以用手抚摸宝宝，增加亲子之间的亲密感。

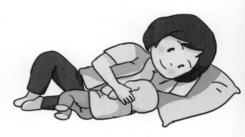

搂抱式：最简单的姿势

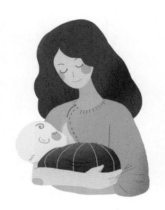

这种方法也称为摇篮式，这是最简单易学的姿势，也是采用最多的姿势。妈妈可以坐在椅子上，用手搂住宝宝的肩和背，让宝宝的头枕着妈妈的前臂，手臂环绕着宝宝，宝宝的屁股靠近妈妈的大腿根部，妈妈托好宝宝的小屁股，让宝宝整个身子都依靠在妈妈的怀里，高度和妈妈的乳房平齐。

交叉摇篮式：更适合早产宝宝

这个姿势和搂抱式差不多，只是将托着宝宝的手臂跟搂抱式的反过来。用宝宝要吃那边乳房的对应胳膊抱住他，一只手扶住宝宝的脖子，将他搂向自己。比如宝宝是右躺在妈妈的怀中，就用左手托着宝宝的小脖子。

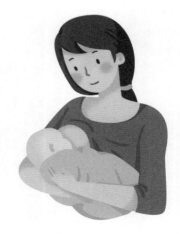

母乳不足怎么办

母乳不足是新妈妈常见的问题，出现母乳不足如何追奶呢？

增加宝宝的吸吮次数

如果宝宝现在一天吸吮 7~8 次，可以逐渐再提高至 10~12 次。宝宝是最强的吸奶器，当宝宝饿了时，先选择喂母乳，不够再加配方奶。

哺乳妈妈补充水分

哺乳妈妈要保证每天摄入 2500~3000 毫升的水分，其中包括水、汤水和蔬果等，如果水分不足，会影响乳汁的分泌。每次哺乳之后，新妈妈记得及时喝一杯温水，补充体内流失的水分。同时补充一些通乳的食物。但切忌荤汤、油汤，里面的油脂有可能使妈妈堵奶。

排空乳房

每次宝宝吃完后再用吸奶器多抽一会儿，充分排空乳房。用吸奶器的时候多按摩乳房根部。两侧乳房的奶要尽量排空，乳房排空会有效刺激奶水的大量分泌。

多和宝宝亲近

肌肤接触让宝宝更愿意亲近妈妈。妈妈敞开衣襟抱宝宝，和宝宝一起玩耍和休息。这会刺激有点厌奶或吃奶不太投入的宝宝积极吃奶，增加宝宝的有效吸吮，刺激出奶阵。

新爸爸责任大

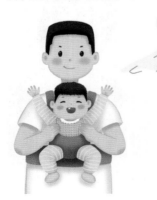

帮新妈妈做一些有助下奶的汤水，均衡饮食，多做清淡有营养的饭菜；尽量多分担一些照顾宝宝的事情，适时把宝宝抱到客厅玩，多承担夜间照顾宝宝的劳动，让新妈妈有更充足的休息时间；心理上给予新妈妈安慰，排忧解难，多倾听，让新妈妈感受到你的关爱，心情好了，奶水自然也就多了。

宝宝吐奶怎么办

宝宝吐奶很常见，但是一些特殊情况需要注意。

吐奶很常见，妈妈要宽心

宝宝吐奶是很常见的现象，一般在4~6个月，宝宝食管和胃之间的贲门括约肌弹性发育良好后，这个现象会得以改善。

新妈妈不用担心宝宝吐奶后会饿，宝宝吐出来的奶并不多，其中还掺有胃液，所以妈妈不用着急补喂。

宝宝采取右侧卧位

宝宝吃完奶躺下时，可将上半身略垫高一些，采取右侧卧位，这样可以避免宝宝在躺下后突然吐奶，导致奶水倒流入气管。等宝宝躺下休息20分钟之后，再慢慢将宝宝的身体放平。

防吐奶小妙招

妈妈喂奶时抱起宝宝，让宝宝身体处于稍微倾斜状态，有利于宝宝吸进去的奶汁进入肠道。

每次吃完奶，将宝宝竖直抱起20~30分钟，轻轻拍打后背。轻按膻中穴，可利气宽胸，改善宝宝呕吐。膻中位于两乳头中点处。

喂奶速度不宜过快，母乳喂养的妈妈在乳汁过多的情况下，可以用手指在乳晕处按压，控制流速，吃奶瓶的宝宝要确保奶嘴孔大小适宜。喂奶时保持环境安静，避免分散宝宝注意力。

这些情况需注意

吐奶量较大时，要警惕奶水呛入气管，应尽快把宝宝头侧向一边，让奶水从一侧口角流出。

如果宝宝出现了呼吸不畅或者脸色变暗等表现，表示呕吐物已经进入气管了，应马上把宝宝反过来，让他俯卧在妈妈的膝盖上，空掌拍打背部，有利于宝宝将气管内的奶咳出来。

如果宝宝的呕吐伴随着发热、哭闹不止、精神不振、呕吐时间长、有脱水症状等，应立即带宝宝到医院就诊。

坐月子吃什么

腰果西芹炒百合

原料： 西芹 100 克，腰果、鲜百合、胡萝卜、盐各适量。

做法：

①西芹洗净切段，焯水；胡萝卜洗净切片；鲜百合洗净。

②锅内加入油烧热，放西芹段、胡萝卜片、鲜百合片翻炒。

③出锅前加入腰果略炒，放盐调味即可。

营养功效： 西芹有助于消水肿，让新妈妈身体更轻盈。

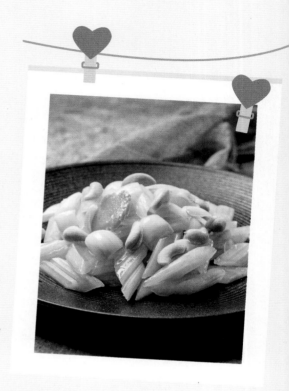

豌豆炒虾仁

原料： 虾仁 100 克，豌豆 50 克，盐适量。

做法：

①豌豆洗净，焯烫后捞出。

②油锅烧热，放入虾仁，快速炒熟后捞出。

③锅中留底油，放入豌豆翻炒，再放入虾仁炒至断生。

④出锅前加盐调味即可。

营养功效： 豌豆和虾仁都含有丰富的蛋白质，有利于产妇乳汁分泌。

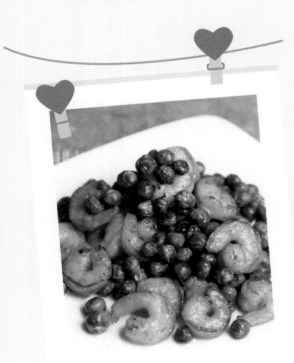

香橙蒸蛋

原料：橙子半个，鸡蛋1个，牛奶适量。

做法：

①将鸡蛋打散，并过细筛；将橙子切开，取出一半果肉。

②将鸡蛋和橙肉放入碗中，并加入适量牛奶，搅拌均匀。

③将碗口覆耐热保鲜膜，以牙签扎几个小孔，上锅蒸10分钟即可。

营养功效：橙子与牛奶搭配会出现结块的现象，这是牛奶中富含的蛋白质遇酸从液态变成固态引起的，不影响人体对牛奶的消化吸收。

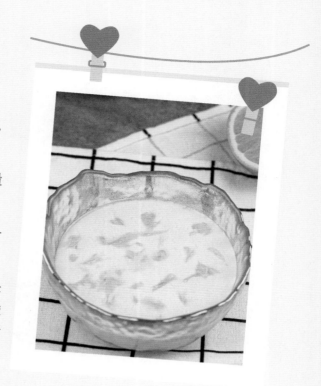

清蒸鲈鱼

原料：新鲜鲈鱼1条，姜丝、葱丝、料酒、蒸鱼豉汁各适量。

做法：

①将鲈鱼收拾干净，取葱丝、姜丝码在鱼身上，淋入料酒。

②蒸锅倒入清水，水开后将鱼放入，大火蒸熟，加蒸鱼豉汁后关火。

③另取锅热油，油热后浇在鱼身上即可。

营养功效：鲈鱼对产后肝肾不足有很好的补益作用，而且有催乳作用。

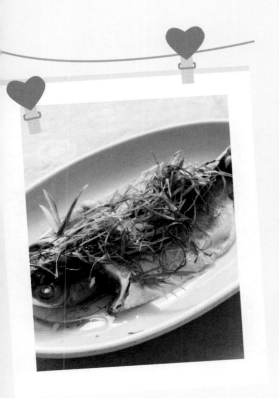

枸杞子鸭肝汤

原料：鸭肝 4 个，胡萝卜半根，枸杞子、高汤、盐各适量。

做法：

①鸭肝、胡萝卜分别洗净，切片。

②高汤煮开，放鸭肝片、胡萝卜片、枸杞子煮至沸腾，转小火煮 10 分钟。

③出锅前加盐调味即可。

营养功效：适合产后贫血的妈妈食用，可提高妈妈的免疫力，对产后视力的恢复也有所帮助。

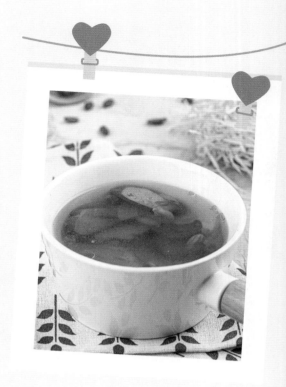

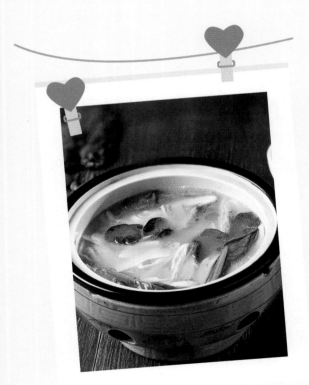

时蔬汤

原料：泡发木耳 50 克，菠菜 100 克，山药 150 克，泡发腐竹 60 克，盐适量。

做法：

①山药洗净切片；腐竹切段；菠菜洗净，焯水，切段；木耳撕小朵。

②锅中放油烧热，放入木耳、山药片、腐竹煸炒，加入适量的开水，大火煮开，小火熬煮 10 分钟左右，放入菠菜段煮开，加盐调味即可。

营养功效：清淡易消化，适合产后妈妈食用，有健脾开胃、润肺利尿的功效。

黄花菜炒肉

原料： 猪瘦肉 150 克，干黄花菜 15 克，葱丝、料酒、淀粉、盐各适量。

做法：

①干黄花菜泡发，洗净，焯烫一下，捞出沥干；猪瘦肉切丝，放入料酒、淀粉腌制 15 分钟。

②锅中油热后，放入葱丝、肉丝翻炒至七成熟。

③加入黄花菜继续翻炒至熟透，加盐调味即可。

营养功效： 能够利尿消肿，补气养神，对产后血虚有较好的疗效。

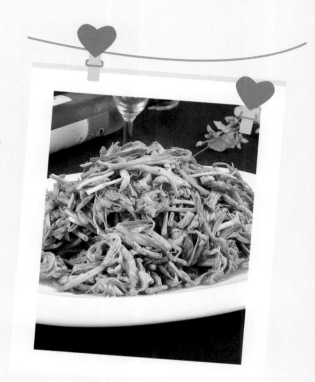

番茄鸡蛋面

原料： 面条 100 克，番茄 1 个，鸡蛋 1 个，鹌鹑蛋 3 个，葱花、高汤、盐各适量。

做法：

①番茄洗净，去皮切块；鸡蛋打散炒熟；鹌鹑蛋、面条煮熟。

②锅中倒油烧热，加入鸡蛋翻炒成块，盛出；锅中倒油炒番茄块至稍软，再加入鸡蛋块、高汤煮开。

③将番茄鸡蛋汤浇在面条上，加入鹌鹑蛋、葱花和盐即可。

营养功效： 缓解产后妈妈体虚、体弱、头晕乏力的症状。

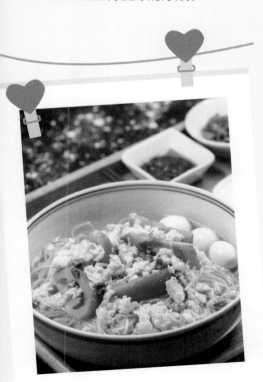

新妈妈、新爸爸心态适应

轻度的产后抑郁情绪可以通过自我调节及家人关怀和疏导得到缓解，重度的产后抑郁症则需要亲属陪伴新妈妈去医院治疗。

新妈妈可适当放权

产后的新妈妈要尽快从怀孕、分娩、月子期的紧张情绪中走出来，可以多参与怀孕生子以外的事情。适当放权，长辈的育儿理念与新时代妈妈肯定有所不同，可以将一些琐碎的、不那么重要的事情分出去，做好时间管理，允许自己每天离开宝宝1~2小时，将宝宝交到丈夫或长辈手里。

产后抑郁，别不当回事

产后抑郁与新妈妈分娩后身体内的激素变化和育儿压力等因素相关。

据中国精神科医师协会的调查数据显示，中国妇女患有产后抑郁症的人群占产妇的比例高达50%~70%，超过10%的患者如照料不周会发展成严重的抑郁症。

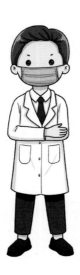

产后抑郁的症状

新妈妈如果出现以下症状的一种或几种，就需要引起新妈妈和亲属的注意了。

1. 情绪极其不稳定，突然地哭泣，有失眠的症状。

2. 过分担心自己或宝宝的身体健康。

3. 凡事持悲观情绪，对自己、对他人都没有信心。

4. 对周围的事情提不起兴趣，也不想与人沟通。

5. 有胸痛、头痛、头晕等生理症状。

6. 经常感到疲惫、压抑甚至恐慌。

7. 有自残、轻生的念头等。

新妈妈要多注意休息

宝宝刚出生的几个月比较依恋妈妈的怀抱，不能离开妈妈，此时，有的新妈妈趁着宝宝睡觉去做家务，这样宝宝醒了又有喂奶、拍背、换尿布、清洗等许多事情要做，筋疲力尽，身体熬到极限，也会导致产生抑郁的情绪。新妈妈应在孩子睡觉的时候也尽快休息，储备足够的精力待宝宝醒了之后照顾他。

新妈妈和家人、朋友多交流

如果有抑郁的症状，不要刻意地隐瞒，要多与朋友或家人沟通。寻求他人的帮助是减轻产后抑郁的积极方式。把对宝宝和对自己的顾虑、担心说出来，大家一起想办法，说出来能让自己得到放松。

夫妻关系是家庭第一位关系

产后抑郁是由生理及心理多方面原因造成的，但是丈夫的责任不容忽视。有了孩子，家庭可能就处于"上有老，下有小"的关系层次，夫妻关系是这一切关系的基础，如果轻视了夫妻关系，长辈、孩子也都会受到影响。隔代养育、婆媳关系等这些矛盾发生时，丈夫需要首先顾及妻子的感受，站在妻子的立场上去考虑问题，两边排忧。

新手爸爸必备 4 大技能

换尿不湿、冲奶粉、拍奶嗝、哄睡是新手爸爸必备的 4 大技能，熟练掌握这 4 个技能既能分担新妈妈的辛苦，又能增进亲子关系。

新生儿软软的，有些新手爸爸觉得自己力气大、不够细心，就对护理宝宝的事情避而远之。长此以往，会逐渐形成妻子"丧偶式育儿"的局面，对家庭不利。宝宝没有那么脆弱，只要摆正心态，对自己有信心，就一定能护理好宝宝。

新手爸爸要做好后勤工作

怀孕期间，妻子一定囤了不少母婴用品，随着宝宝的出生，一些问题显现，就需要增加购物清单了，新爸爸可以为家庭添置一些用品，比如为妻子买一些方便哺乳的物品，给宝宝添置一些小玩具。妻子也能感到被关心。

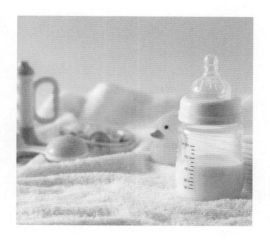

图书在版编目(CIP)数据

顺产就这么简单 / 王琪编著 . - 北京:中国轻工业出版社 , 2022.6
ISBN 978-7-5184-3747-4

Ⅰ . ①顺 … Ⅱ . ①王 … Ⅲ . ①分娩 - 基本知识
Ⅳ . ① R714.3

中国版本图书馆 CIP 数据核字 (2021) 第 240565 号

责任编辑:付　佳　罗雅琼　　责任终审:高惠京　　整体设计:奥视读乐
策划编辑:罗雅琼　　　　　　　责任校对:宋绿叶　　责任监印:张京华

出版发行:中国轻工业出版社(北京东长安街 6 号,邮编:100740)
印　　刷:北京博海升彩色印刷有限公司
经　　销:各地新华书店
版　　次:2022 年 6 月第 1 版第 1 次印刷
开　　本:710×1000　1/16　印张:12
字　　数:200 千字
书　　号:ISBN 978-7-5184-3747-4　定价:49.80 元
邮购电话:010-65241695
发行电话:010-85119835　传真:85113293
网　　址:http://www.chlip.com.cn
Email:club@chlip.com.cn
如发现图书残缺请与我社邮购联系调换
210282S3X101ZBW